闲话介入医学丛书

主　审：陈星荣　丁　乙

总主编：朱晓黎

U0355948

走进
介入医学

主编　朱晓黎

苏州大学出版社
Soochow University Press

图书在版编目(CIP)数据

走进介入医学 / 朱晓黎主编. -- 苏州 : 苏州大学出版社, 2023.9
(闲话介入医学丛书 / 朱晓黎总主编)
ISBN 978-7-5672-4533-4

Ⅰ. ①走… Ⅱ. ①朱… Ⅲ. ①介入性治疗-普及读物 Ⅳ. ①R459.9-49

中国国家版本馆 CIP 数据核字(2023)第 170671 号

书　　名：**走进介入医学**
ZOUJIN JIERU YIXUE

主　　编：朱晓黎
责任编辑：孙佳颖
助理编辑：王晓磊
策　　划：孙茂民
装帧设计：吴　钰
图画制作：和安天下(苏州)

出版发行：苏州大学出版社(Soochow University Press)
社　　址：苏州市十梓街 1 号　**邮编**：215006
印　　刷：苏州工业园区美柯乐制版印务有限责任公司
邮购热线：0512-67480030
销售热线：0512-67481020

开　　本：787 mm×1 360 mm　1/24　**印张**：4　**字数**：47 千
版　　次：2023 年 9 月第 1 版
印　　次：2023 年 9 月第 1 次印刷
书　　号：ISBN 978-7-5672-4533-4
定　　价：25.00 元

苏州大学出版社营销部　电话：0512-67481020
苏州大学出版社网址　http://www.sudapress.com
苏州大学出版社邮箱　sdcbs@suda.edu.cn

“闲话介入医学丛书”

编委会

序 1

提起介入手术，相信很多人都不太清楚具体是指什么，手术是怎么做的，哪些疾病需要做介入手术。甚至不少其他专科的医生对其也是一知半解。介入医学最早出现于欧美，传入国内已有近半个世纪。介入手术如今已在全国二、三级医院广泛使用，成为现代医院中不可或缺的技术。

作为一名从事介入工作 40 余年的医生，我亲眼见证了我国介入医学从无到有、从有到强的不凡历程。当下介入医学发展方兴未艾，但介入医学知识普及工作却相对滞后。在这个信息爆炸的时代，向大众普及介入医学知识显得尤为迫切。这套介入医学丛书恰好给大家提供了全面认识、了解介入医学的机会，使大家能够深入了解介入医生的日常工作。

国内医学科普书籍很多，但有关介入医学的书籍少之又少。这套丛书全面介绍了介入医学的起源和在国内逐步发展的历程。难能可贵的是，作者将患者接受介入治疗的真实案例娓娓道来，生动形象。作者在讲故事的同时，又用简单通俗的语言把专业问题描述得面面俱到。介入医学治疗范围几乎涵盖人体各个部分，这套丛书分别从缺血性脑血管疾病介入、出血性脑血管疾病介入、胸腹部疾病介入、血管疾病介入、肿瘤介入等方面讲解了介入手术的治疗过程，能使读者更好地认识一种新的治疗方法。当然，治疗固然重要，术后护理也必不可少。丛书还专设一册详细介绍了介入治疗围手术期的护理细节，从患者的角度去讲解整个介入治疗过程中的护理知识。由此可知，这不仅仅是一套介入专业知识科普图书，也是一套介入术后康复指导手册。

本套丛书既有专业知识的介绍，又有真实病例的展示，图文并茂，深入浅出，通俗易懂。丛书的编委中既有介入科的资深专家，又有青年才俊，其中还有本人的老友和弟子，在编撰本套丛书的过程中，他们都倾注了大量的心血和热情。希望这套介入医学丛书，能让大众更好地了解介入医学，从而使介入治疗更好地惠及大众。

中国科学院院士

中国医学科学院学部委员

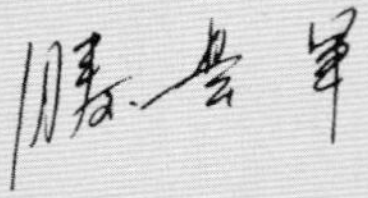

2023 年 7 月于南京

序2

日常生活中，常常有朋友问我：“介入医学科是什么科室？主要治疗什么病？”作为一名从医30多年的医生，每每面对类似的问题，我只能耐心地用对方能够理解的话语介绍我们的科室究竟是干什么的，怎么治病救人，能治哪些病，等等。就普通百姓而言，到医院看病除了知道看内、外、妇、儿科外，知道自己不舒服又能准确地找到解决自己疾病的专科门诊的人，确实是少之又少。记得有一次在医院里遇到一位药剂科的主任，看他步履蹒跚地从泌尿科病房走出来，我便问他怎么回事，他说前几天做了肾囊肿的手术。我深感遗憾地对他说：“你怎么不来我们介入科做个微创穿刺引流硬化治疗呢？只要在医院住一天，且比外科手术恢复得快多了。”他十分惊讶地说：“这个你们介入科也能处理？为什么不宣传宣传呢？”可见，即便是医院同行，很多同事都不十分清楚我们介入科究竟能做什么样的手术。

如今，蓬勃发展的介入医学不仅能解决其他临床学科不能解决的许多疑难杂症，更重要的是，作为一门微创治疗学科，介入医学还能通过最小的创伤治疗众多的疾病，但这些专业性极强的医疗信息往往不能为众多病友所获悉。“酒香也怕巷子深”，即使已经有了第一位介入医学中国科学院院士——滕皋军院士，但我们仍然面临如何向更多的适合介入治疗的病友们普及介入医学知识及帮助他们进行专业治疗的问题。

因此，我们撰写这套“闲话介入医学丛书”，希望更多的普通百姓和医学界同行了解介入医学，了解“专业人干哪些专业事”，也为介入医学能更好地为中国的医疗健康事业高质量发展添砖加瓦。

2023 年 7 月于苏州

目录 CONTENTS

四、说说我们介入人的故事

一、什么是介入医学

1

何谓介入治疗?

介入治疗是指在影像设备如超声（US）、数字减影血管造影（DSA）、计算机断层成像（CT）或核磁共振（MRI）导引下，采用特殊的器械（如穿刺针、导管等）经皮或经血管到达病变的部位，从而进行局部治疗。

2 为什么称介入医生是"铅衣人"？

大部分介入手术都需要在影像下进行可视操作，为了防止长时间射线辐射造成人体损伤，介入医生在手术之前通常需要佩戴好铅围脖、铅眼镜、铅上衣、铅围裙、铅手套等防护套件，一旦装备完毕，介入医生就成了一个从上到下被铅衣包裹的铠甲战士，"铅衣人"的称呼由此而来。

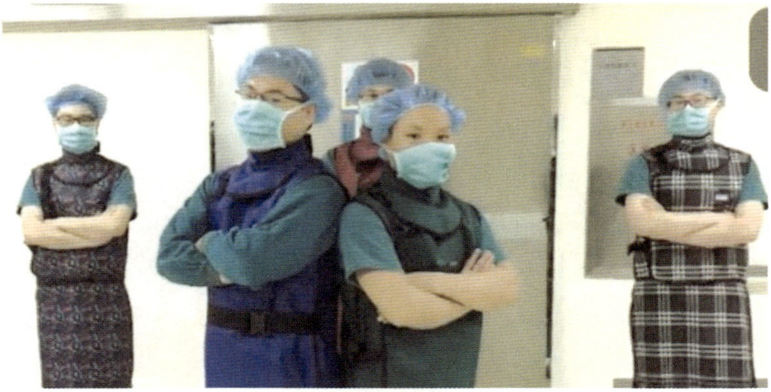

铅衣人

3 介入医学属于内科还是外科?

介入医学是介于内科、外科之间的新兴治疗学科，替代了许多常规的手术治疗。比如内科的肿瘤静脉化疗由于副反应较大，常常使得很多患者无法耐受，而通过动脉内选择性插入导管行肿瘤供血动脉内局部灌注化疗，则可以减少药量，但可以将肿瘤局部的化疗药物浓度提高，在提高局部疗效的同时又降低了化疗药物引起的全身毒副反应；再如外科的创伤性内脏（肝脏、脾脏、肾脏等）破裂出血，传统外科常需要切除部分（肝叶）甚至整个脏器（脾脏、肾脏），因而给患者造成脏器缺失，而通过介入血管内栓塞的方法，将导管插到出血的动脉进行栓塞，则既可以成功止血，又能保住出血的脏器。因此，介入医学成为了最重要和应用广泛的微创治疗手段，已成为与内科治疗、外科手术并列的三大医学技术之一。

4

介入治疗涉及哪些疾病?

介入治疗涉及肿瘤性疾病、血管性疾病、非血管性疾病等。

（1）肿瘤性疾病：包括各种良、恶性肿瘤（肝癌、肺癌、胃肠道肿瘤、肝血管瘤、子宫肌瘤、妇科恶性肿瘤等）的局部化疗栓塞（TACE）、局部消融（射频、微波、冷冻、纳米刀等）、局部放射性 ^{125}I 粒子植入等。

（2）血管性疾病：包括全身不同部位的血管瘤、血管畸形、各种原因导致的出血性疾病。

（3）非血管性疾病：包括良、恶性食管和气管的狭窄和瘘管形成，良、恶性胆管狭窄或闭塞导致的梗阻性黄疸，胃肠道梗阻，尿道梗阻，不同部位的囊肿或脓肿，椎间盘突出，异物取出，病变组织活检等。

治病救人是医者的初心使命，而所有医疗诊治的原则都是由简到繁、由易到难、由无创到有创、由费用低到费用高。因此，很多临床学科的相关疾病在传统治疗技术基础上自然而然地过渡到微创介入治疗。如前所述，通过局部化疗降低全身化疗的毒副作用，通过介入栓塞治疗替代传统外科需要手术切除的弊端，通过导管、球囊等器械使得原来复杂的手术变得简单。原来创伤巨大、恢复时间较长的手术变得微创或无创、恢复快速且很多可以重复治疗。从神经（卒中、脑动脉瘤）到心脏（冠心病、心律失常）、肝脏（肝癌、肝硬化）、肺脏（肺癌、咯血）、肾脏（肿瘤、积水）等重要脏器，再到外周血管（深静脉血

5

为什么介入医学是未来医学发展的主流趋势？

栓、动脉狭窄）、静脉通路（PICC导管、输液港、血液透析通道），很多疾病通过介入微创治疗都取得了令人满意的临床疗效。介入诊疗的微创、高效和快速康复的优势使得其成为未来医学发展的主流趋势。

二、探秘介入手术室

1 介入手术室的环境是什么样的?

介入手术室中手术的相关区域大致包括造影机房及控制室，两室一墙之隔，通过铅门进出，且中间装有铅玻璃以观察对面情况，介入手术在造影机房内进行。因造影机射线量较大，介入手术室一般独立成区，且造影机房内不对外设窗，依靠空调、空气净化装置进行室内外空气交换及温度调节。

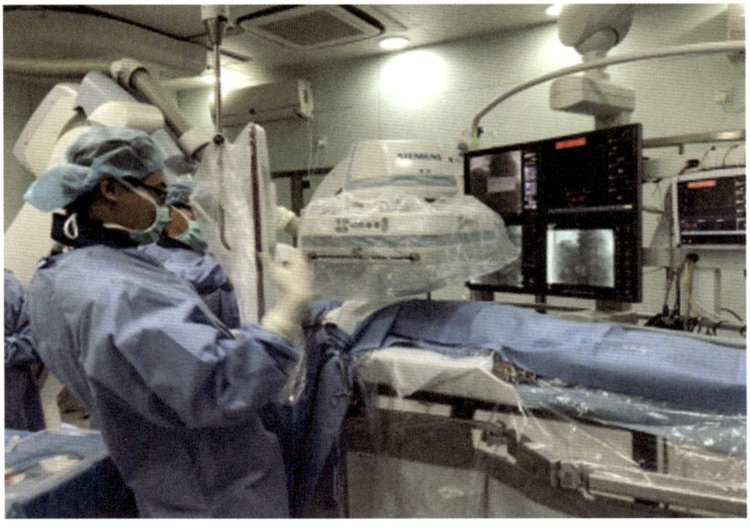

介入手术室

2

介入手术室的设备有哪些?

介入手术室最主要的影像引导设备为“C”形臂数字减影血管造影（Digital Subtraction Angiography，DSA）机，由 X 线发生装置、专用 X 线管支架、导管检查专用床、X 线影像增强器、数字成像及数字减影装置组成。大多数介入手术室配备多普勒超声，个别有条件者还配备 CT、MR 等影像引导设备。心电监护仪、除颤仪、麻醉机等生命监测及抢救设备也是每个介入手术室中必不可少的设备。

3

介入手术需要哪些器械?

不同规格的穿刺针、导管鞘、导管及导丝是大多数介入手术必不可少的器械，因手术需要还可用到扩张鞘、连接管等辅助器械。

4

介入手术室的“美丽天使”——护士做什么?

介入手术室的“美丽天使”——护士既不能身穿洁净的白衣，也不能头戴美丽的燕尾帽，她们的主要任务是配合医生完成神经介入、血管介入、肿瘤介入等重大手术。因为这类手术需要在DSA下进行，所以她们在介入手术室工作时，需要全身穿着超过15 kg、如同铠甲般的铅制防辐射服。

在手术前，她们需要安抚患者并检查患者的一般状况、输液通道、生命体征监控等；在手术中要协助手术医生做好患者管理、提供手术所需器材、术中护理记录，甚至参与术中突发不良事件的抢救等；术后检查患者的生命体征，完善相关记录，做好患者交接。

5 介入手术室的幕后英雄——介入技师做什么？

患者需要做介入手术前，主治医生和患者进行术前谈话时会说“×××做个DSA”，或者去介入手术室时，你会看到“介入手术室（DSA室）”。患者一定有个疑问，DSA和介入手术是什么关系？DSA的中文名是数字减影血管造影，是介入手术的关键医疗操作，而DSA机是计算机控制的一种X射线设备，在介入手术中帮助手术医生监测、引导介入手术器械到达需要检查或者治疗的部位，高性能的DSA设备和优质的图像是进行介入诊疗手术的基础。介入技师（或者称为DSA技师），是介入手术团队中的一员，是负责操作DSA设备的技术人员，在介入手术中，介入技师保障DSA设备正常运行，进行血管造影、影像处理、质控、三维影像后处理并进行智能导航，为手术医生提供优质的操作界面，以及辐射防护技术的工作，配合手术医生高效、安全地完成各类介入手术。

三、介入发展史

1 介入学科最早是如何产生的?

介入学科的形成和发展经历了一个相对漫长的探索过程，是众多临床及放射医学先驱们长期同疾病斗争的经验总结，是众多献身科学、大胆尝试和不断创新的介入先驱的生动写照。

1953 年，瑞典的赛丁格（Seldinger）医生首创经皮股动脉插管做血管造影的方法，采用穿刺针、导丝和导管的置换来完成过去繁琐的血管内置管操作。由于该法操作简单、损伤小、安全、准确、无须缝合血管，完全替代了以往手术切开暴露血管再进行血管造影的方法，因而很快被广泛采用，成为介入医学的基本操作技术，

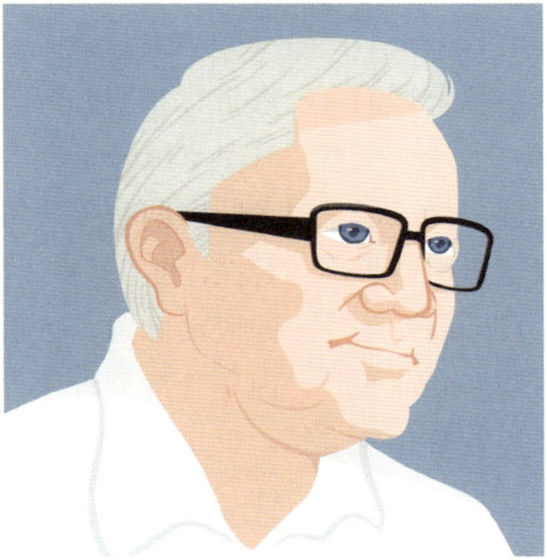

赛丁格

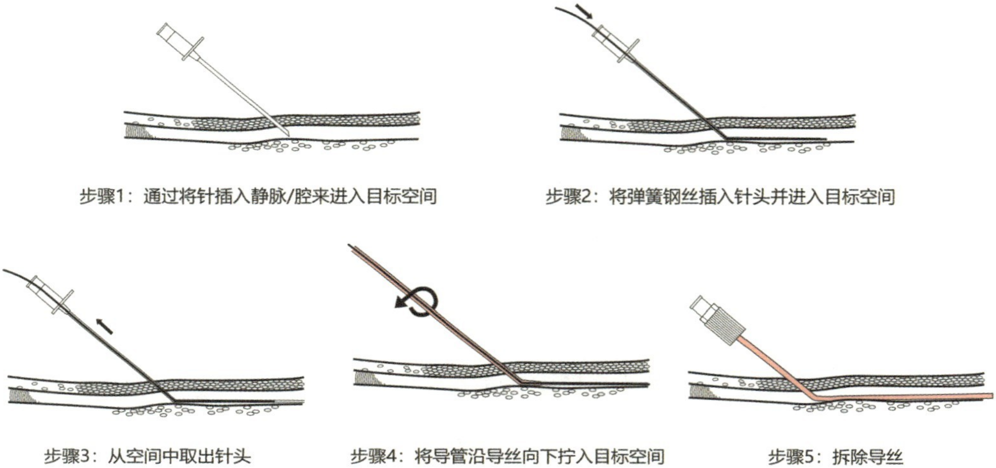
步骤1：通过将针插入静脉/腔来进入目标空间
步骤2：将弹簧钢丝插入针头并进入目标空间
步骤3：从空间中取出针头
步骤4：将导管沿导丝向下拧入目标空间
步骤5：拆除导丝

赛丁格技术示意图

同时也奠定了现代介入学科发展的基石。

赛丁格技术出现以前，介入医学先驱们就曾进行过艰苦卓绝的早期探索。1896年，哈希（Hasher）、莫顿（Morton）在伦琴（Roentgen）发现X线不久，即开始用石膏作造影剂进行尸体动脉造影。1910年，弗兰克（Frank）和埃文斯（Alwens）将造影剂注射到活狗及活兔的动脉内进行实验。1912年，布莱克罗德（Bleichroeder）用狗做实验，探索了长时间将导管留置在动脉内的可行性，同年又将一根导尿管插入自己的股动脉内，首次实现了人类血管内导管插管技术。1923年，德国贝尔贝里希（Berberich）和法国斯卡德（Sicard）、福雷斯蒂尔（Forestier）分别使用溴化锶、碘罂子油成功地进行了人体静脉造影。1924年，美国的布鲁克斯（Brooks）用碘化钠做了第一例股动脉造影。1928年，莫君兹（Moniz）完成了直接法脑血管造影。1929年，多斯桑托斯（Dos Santos）采用长针经皮腰部穿刺行腹主动脉造影成功。同年，福斯曼（Forsmann）从上臂静脉将导尿管插入自己的右心房，首创了心导管造影术，成为第一个普及导管插入术的研究者。1941年，古巴的法里纳斯（Farinas）采用股动脉切开插管做腹主动脉造影，但因操作复杂且并发症较多而未能推广。1951年，皮尔斯（Peirce）切开动脉后通过套管做经皮置管术。同年，比尔曼（Bierman）采用颈总动脉和肱动脉切开方法做选择性内脏动脉造影，并进行了第一次动脉灌注化疗。

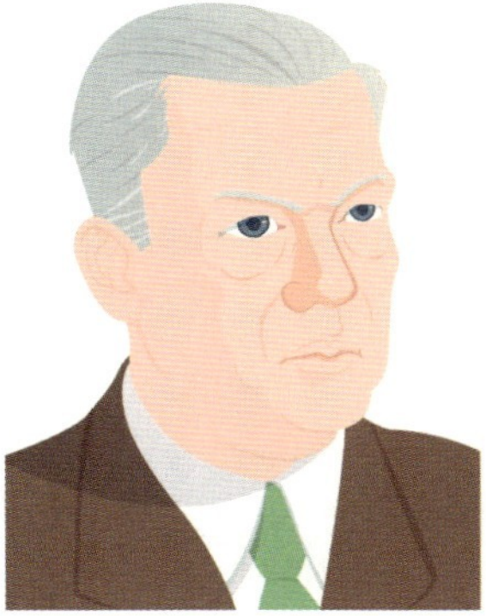

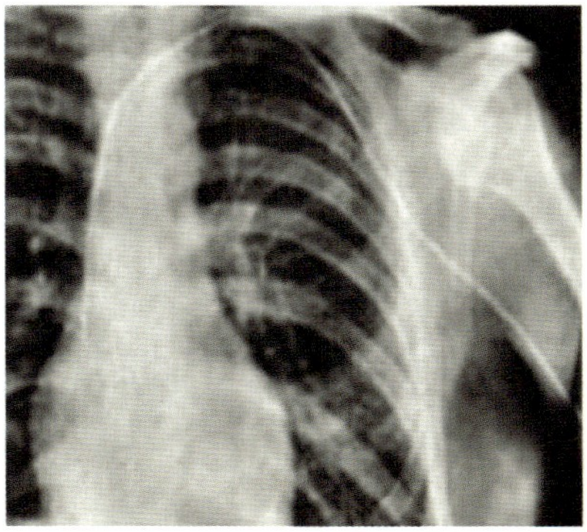

福斯曼和心导管技术

介入医学先驱们在20世纪上半叶的一系列有益探索对现代介入医学学科的建立起到了重要铺垫作用。但在此期间，大多数介入操作须切开血管，造成的创伤大，且操作复杂，从而大大限制了其在临床的推广应用。

由于对血管内导管技术的发展作出了巨大贡献，赛丁格获得了诺贝尔医学奖的提名。1956 年，福斯曼因导管插入术获得诺贝尔生理学或医学奖。1958 年厄德曼（Odman）、1962 年斯德姆（Strom）、1969 年罗赫（Rosch）基于赛丁格技术先后开展了腹腔动脉、肠系膜上动脉、肠系膜下动脉造影和超选择性动脉造影。1956 年，厄德曼（Oedman）、莫里诺（Morino）和蒂兰德（Tillander）分别改进导管头，做选择性插管。1967 年，贾金斯（Judkins）采用股动脉穿刺的方法进行了冠状动脉造影，从此这一技术在冠心病的诊断上得以进一步地发展和推广。赛丁格技术不仅是血管造影的经典技术，其基本原理还应用于其他管腔的穿刺、介入治疗中，如气管、胆道、活检等。

2 谁是介入医学之父?

1964年，美国放射学家多特（Dotter）在给一位进行性坏疽而准备截肢的患者做左下肢动脉造影时，意外地将导管插过了狭窄的动脉，使狭窄的血管得到了扩张，改善了肢体的血液循环，取得了使坏疽愈合且避免截肢的治疗效果。

在此启示下，多特开创了经皮同轴导管血管成形技术（PTA），标志着介入医学的形成。因为它改变了血管造影诊断医生仅做诊断不做治疗的传统模式，使其转变为集影像诊断与介入治疗于一体的临床医生，激励着其他血管造影医生投身到介入治疗新领域，从而推动了介入医学的发展。虽然多特当时采用较粗的同轴导管强行扩张狭窄动脉，使动脉内膜遭受严重的损伤而影响了它的推广，但这依旧为球囊导管扩张术和血管内支架成形术的广泛应用奠定了基础。因此，多特被誉为“介入医学之父”。

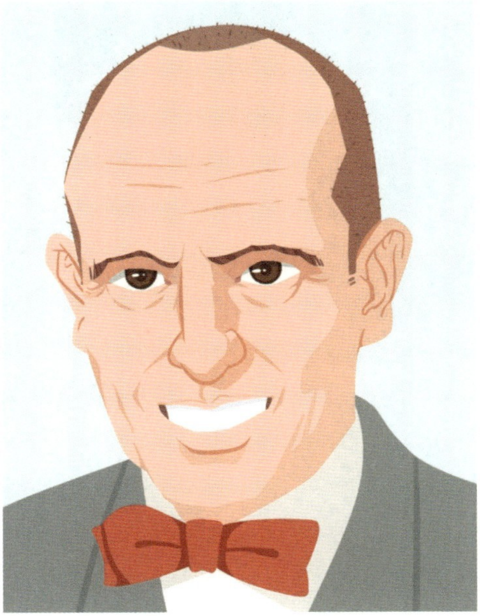

多特

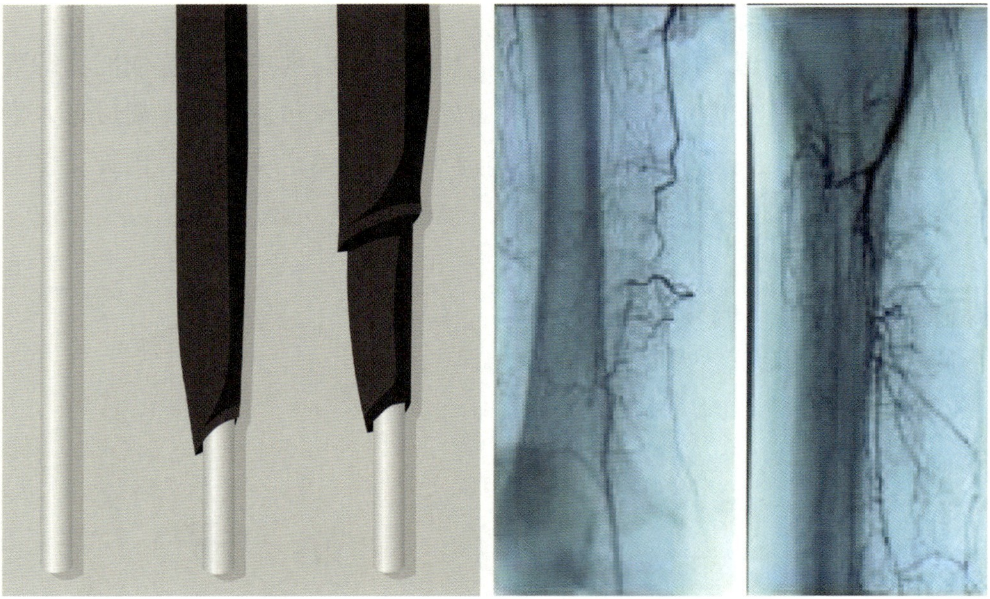

PTA

3

介入医学的概念从何而来?

1967 年，马吉利斯（Margulis）在美国放射学杂志（*American Journal Roentgenology*，AJR）上提出了“介入诊断放射学是一个新的学科（亚专业）”。1976 年，瓦利斯（Wallace）在 *Cancer* 杂志上以“Interventional Radiology”为题系统地阐述了介入放射学的概念。1979 年，瓦利斯在欧洲放射学会第一次介入放射学学术会议上作了专题介绍，此命名在国际学术界达成共识。随着介入放射学技术的不断拓展，从事介入诊疗的医师已遍及许多临床专科，成为真正意义上的“介入医学”的概念。

4

血管内介入技术是如何发展起来的?

1973 年，安德里亚斯 · 格鲁恩齐克（Andreas Grüntzig）发明了球囊导管，使经皮腔内血管成形术在临床上普遍应用。1977 年，欧里奇（Eurich）首次把经皮血管成形术应用于冠状动脉，继而在欧美国家普遍开展。多特在 1969 年首次完成了血管内支架置入术的动物实验，1983 年他又首创了镍钛记忆合金螺旋管状支架。1985 年，詹图尔科（Gianturco）和帕尔马兹（Palmaz）分别创造了不锈钢“Z”形自涨式和球囊扩张式支架。1986 年，波尔（Puol）和西格马特（Sigmart）将第一枚冠状动脉支架置入人体。20 世纪 90 年代支架广泛应用于临床以后，新的血管介入技术、器材不断涌现，使血管内介入医学日趋成熟。

5

非血管性介入技术是如何发展起来的?

介入技术不仅用于血管性疾病，也被广泛用于非血管性疾病。有关非血管性介入技术，早在19世纪80年代就有经皮穿刺活检的报道，但一直都是浅表部位病变穿刺活检和盲目穿刺活检，以后逐步发展到在X射线透视下用粗针穿刺活检。20世纪60年代后，随着医学影像设备、穿刺针、穿刺方法以及组织学和细胞学的发展，经皮穿刺活检逐步完善起来。目前，应用较广的是超声和CT导向下穿刺活检。前者早在1975年就由霍尔姆（Holm）等报道，并取得满意结果；后者则在1976年由哈加（Haaga）首次做出15例的报道。首次报道超声导向下经皮插管引流者为格伦瓦尔（Gronvall）等人，而首次报道CT导向下作引流者为斯蒂芬森（Stephenson）等人。体内空腔脏器的经皮穿刺造瘘引流术最早为经皮肾造瘘术，由古德温（Goodwin）于1955年首次报道，用于肾盂积水的引流，这一技术还用于尿液培养、细胞学检查及尿动力学测定，后来又发展为内引流术。此外，经肝穿刺胆管内、外引流，经皮穿刺胃造瘘，消化道狭窄的扩张及支架成形术，输卵管再通术，经皮穿刺椎间盘摘除术等均标志着非血管性介入技术的发展与成功。

6 介入医学的设备是如何发展的?

介入医学的发展离不开影像导引设备的更新，设备的改良在介入医学的发展中起了相当重要的作用。1932年，莫君兹（Moniz）与加德斯（Caldas）第一次使用人工快速换片机，能连续进行动脉相、毛细血管相及静脉相摄片。1943年，佩雷兹(Perez)开始使用自动换片机。20世纪80年代后，影像设备的发展更为迅速，如影像增强器、自动注射器等，随之出现电视影像增强透视、电影摄影和电视录像。约翰逊（Johnson）等利用杠杆原理发明了不锈钢高压注射器，其后不久瑞典的古伦德（Gilund）发明了第一个高压注射器与双向胶卷换片器。DSA机的出现，是介入放射学发展历程上的一个里程碑，它能够使用浓度较低的对比剂，并且得到清晰的减影后的血管造影图像，使介入医学更易于开展。超声实时监视穿刺和CT引导穿刺方法的出现，降低了血管损伤等并发症的出现，穿刺成功率明显提高。随后又出现了MR引导下的介入操作，使介入诊断与治疗更加精确与丰富，并且减少了介入医生受到的放射性损伤。

7

介入学科的地位是如何发展起来的?

介入医生对学科的大力建设对介入放射技术在临床上成功而广泛的应用起到了重要作用。1974 年，美国成立心血管放射学会（Society of Cardiovascular Radiology，SCVR），1983 年更名为心血管和介入放射学学会（Society of Cardiovascular and Interventional Radiology，SCVIR）。1990 年，鉴于介入放射学的快速发展，SCVIR 开始制定介入放射学治疗规范。同年，SCVIR 主办的专业杂志 *JVIR* 正式创刊。1991 年，介入放射学被美国医学毕业生教育认证委员会批准为一门隶属于放射学的二级学科。2002 年，SCVIR 正式更名为介入放射学会（SIR)。自 20 世纪 70 年代后期以来，随着介入技术的逐步成熟和推广，以及高科技影像设备、新颖造影剂和介入器材进入临床，特别在最近 30 年来，介入理论逐步完善、新技术不断涌现，治疗的范围也不断扩大，替代了许多常规的手术治疗。随着现代生物工程学、材料学、计算机信息学的飞速发展，介入医学的原理、技术与应用已经改变了疾病诊疗的基本理念和模式，未来介入医学将成为临床诊疗中不可或缺的重要学科。

8 我国介入放射学是如何发展的?

介入放射学在我国开展较晚。20世纪70年代初，各地医院纷纷开展了赛丁格法经皮穿刺股动脉插管选择性血管造影，为以后的介入放射学工作奠定了基础。1979年，林贵教授发表了肾动脉狭窄造影诊断和扩张治疗以及选择性血管造影诊断原发性肝癌的论文，标志着我国介入放射学事业的开始。刘子江教授于1981年起，在由卫生部（现国家卫生健康委员会）批准举办并向全国各地招生的“介入放射学学习

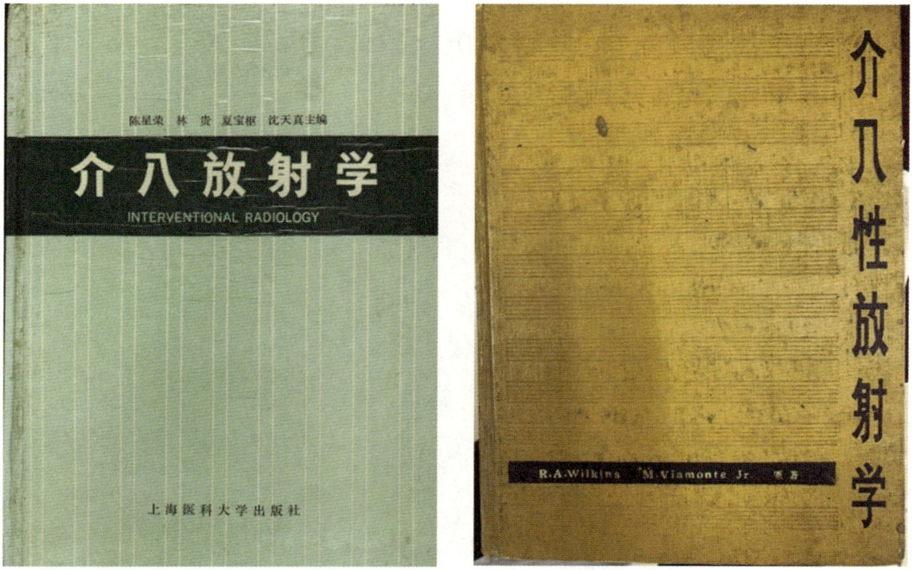

早期的介入放射学教材

班”，培养了我国最早的一批介入放射工作者，由此大大推广了介入放射技术，使得这一技术得以在国内逐渐普及。1986 年，在山东召开了首届全国介入放射学学术大会。

1989 年，陈星荣、林贵教授等主编介入放射学专著，同年吴恩惠教授编译介入性放射学专著，也是国内早期系统介绍介入放射学的启蒙教材。

1990 年，卫生部决定把一部分有条件开展介入放射学的放射科改为临床科室，并且要求大型三甲医院必须设置介入放射学专业，这从根本上奠定了介入放射学在医学界的地位。1997 年，国家科学技术委员会和卫生部联合将 13 个介入治疗课题列为“九五攻关课题”，从国家战略角度确定了介入放射学的发展方向。21 世纪后，我国的介入放射学进入了突飞猛进的发展阶段，一方面介入技术广泛应用于临床各个系统，另一方面相关学科逐步涉足，表现为以心内科、神经科和血管外科为代表的临床医生开始加入介入放射学领域，使介入放射学更普及和医师专业化。2012 年 7 月，原国家卫生部颁布了《综合介入诊疗技术管理规范》《神经血管介入诊疗技术管理规范》《外周血管介入诊疗技术管理规范》，逐步建立有关准入制度，从而保障了我国介入放射学进入了一个更规范、更高水平的发展阶段。

2022 年，国家放射与治疗临床医学研究中心由科技部、国家卫生健康委员会、中央军委后勤保障部和国家药监局认定为第四批国家临床医学研究中心。为响应国家临床医学研究中心的建设，加强介入医学临床研究及科技创新体系建设，促进介入领域学术交流、人才培养、成果转化和技术推广应用，该中心在全国范围内依托介入学科领先的三甲医院建设分中心及核心单位，形成了覆盖全国各省（自治区、直辖市）的超百家三甲医院的协同创新网络。

四、说说我们介入人的故事

苏大附一院介入科建科之路的回眸一瞥

我在苏州大学附属第一医院（简称苏大附一院）从医30余年，虽往事历历在目，提笔之际却突感无从起字，脑海中浮现的是影响我职业生涯的授业恩师和与我同甘共苦奋斗数十载的战友们。1987年，我毕业于苏州医学院（现苏州大学苏州医学院）放射医学专业，后进入苏州大学附属第一医院放射科从事影像诊断工作，1989年考取医学影像学硕士研究生，师从我国著名放射学家丁乙教授。当时的介入放射学刚刚起步，我们医院还没有引进DSA等设备，丁老师鼓励我把介入放射学作为硕士研究方向，把课题定为“超选择性胃左动脉化疗在中晚期胃癌治疗中的应用”。为了深入了解胃左动脉的解剖特点，丁老师为我制定了动物实验的方案，严格督促我踏踏实实做实验，并亲自带着我去普外科、消化科向这些科室主任们介绍我的课题并寻求其帮助，这样才有了第一批患者。当时的放射科只有

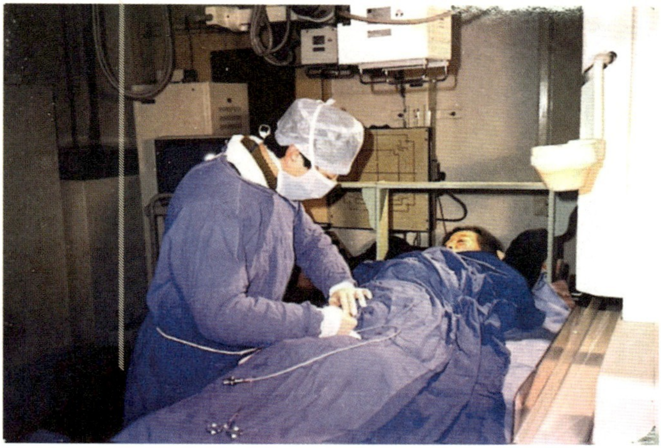

在胃肠造影机下做介入手术

800 mA 胃肠造影机，介入放射学也刚刚起步，条件艰苦。在医院领导和丁老师的鼎力支持下，1992年起，倪才方教授、朱晓黎教授和我组成我们最早的介入医生团队，开始了长达10年的建科之路。从最早的简易病房开始，桌椅都是从木工房捡的，患者的住院号是自编的，不能进入医院的病案库，没有固定的护士，夜班护士是临时招募的。可以说，当时的条件是非常艰苦的。

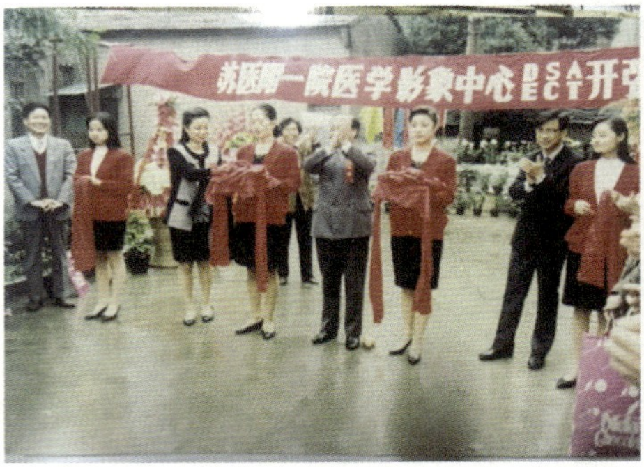

1993 年我院第一台 DSA 机器开张

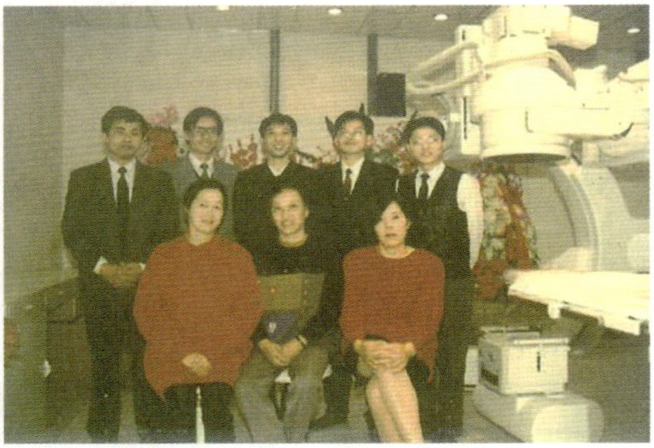

1993 年介入科创始团队合影

1993 年，我院第一台 DSA 机器投入使用，随着金泳海主任、邹建伟主任、邵国良主任和陈珑主任的先后加入，我们经历了从简易病房、在妇科借病房、第一次拥有自己 8 张正式病床的艰难历程，开展肿瘤介入、神经介入、血管介入和非血管介入的各项工作，完成从单纯影像诊断到临床介入治疗的蜕变，也为 2003 年介入科正式成立奠定了扎实的基础。

如今介入科成立已有 20 年，风华正茂，作为介入科从无到有、从小变大、由弱变强整个过程的亲历者，感慨万千，为介入科的发展壮大感到骄傲，也为自己的职业生涯感到骄傲，同时也真诚地祝愿介入科拥有更加美好的未来。

（刘一之）

2 一份特殊的礼物

一个周三的上午，我迎来了一位特殊的病友，她是我的一位肝血管瘤患者。已经康复出院一个月的她，这天来门诊复诊，并送给我一份特殊的礼物，那是一本动漫手册——“血管瘤（肝脏）介入治疗之路”。这本漫画册记录了她从治病到出院，从害怕到安心的亲身历程。一本画册，一份真情，承载了医患之间的浓厚友情和相互信任。作为介入人，能够收到这样一份特殊礼物，夫复何求？

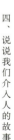

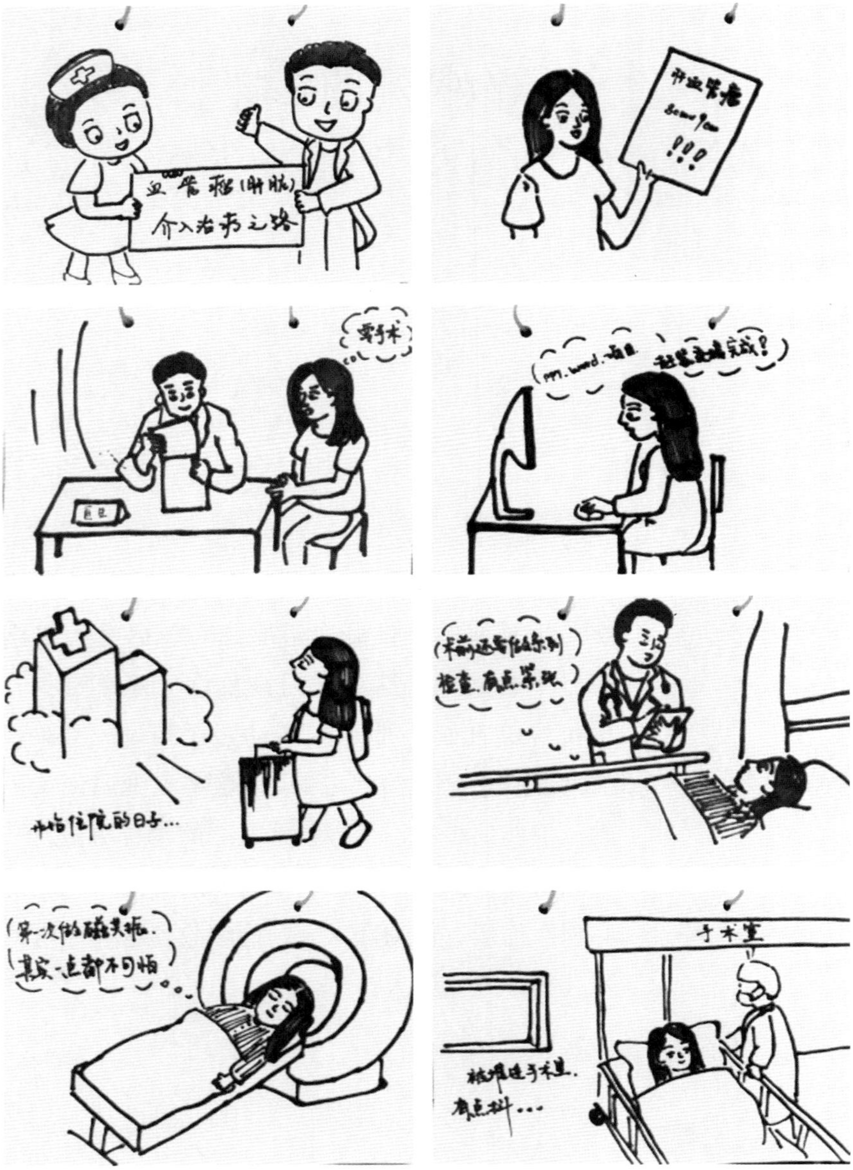
血管瘤(脐膨)
介入治疗之路
要手术
开始住院的日子…
检查、有点紧张
第一次做磁共振，
其实一点都不可怕
手术室
被推进手术室，
有点抖…

漫画册内容一

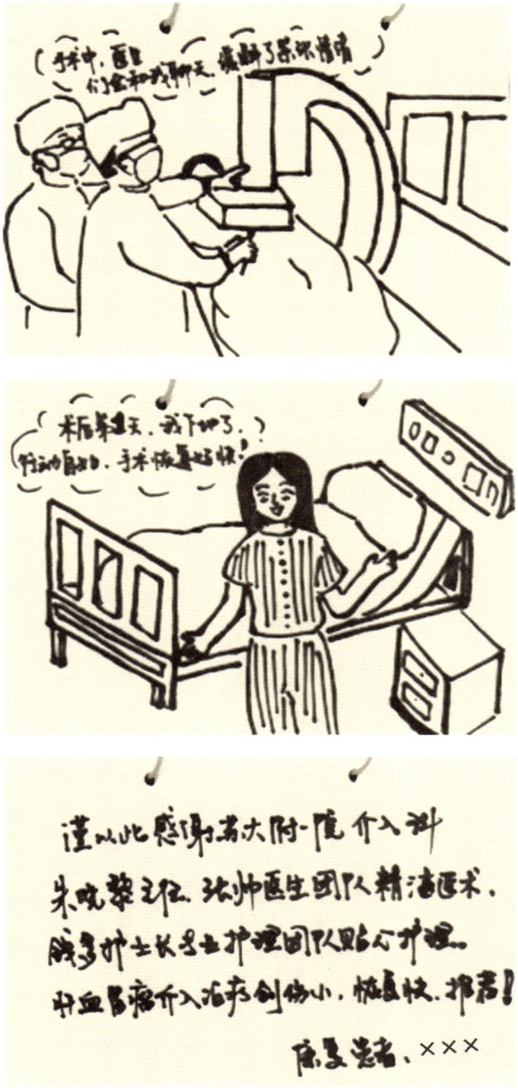
手术中，医生们会和我聊天，缓解了紧张情绪
术后第一天，我下地了。行动自如，手术恢复好快！
谨以此感谢苏大附一院介入科
朱晓黎主任、张帅医生团队精湛医术，
顾多护士长等护理团队贴心护理。
肝血管瘤介入治疗创伤小，恢复快，推荐！
康复患者、×××

漫画册内容二

（朱晓黎）

3 我的一位特殊患者

2018 年 4 月，我的床位上迎来了一位 86 岁特殊的患者，他就是我的导师丁乙教授，也是我从事介入医学的引路人。

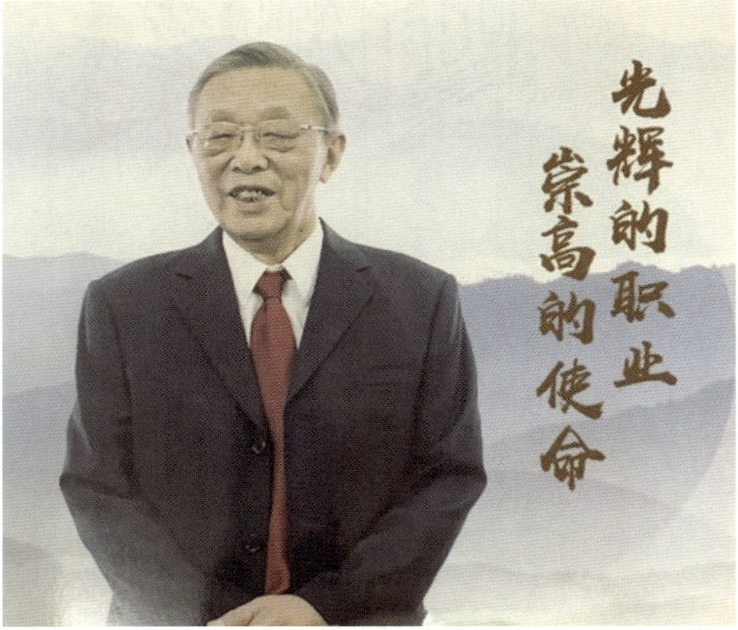

我的老师——丁乙教授

我们学生总是习惯用“老爷子”来称呼他，那一年，他体检时被查出了肺部肿瘤，因为已是86岁高龄，且有肺气肿和肺大疱，同时还有糖尿病和高血压，尽管肿瘤不大（最大直径2 cm），但是胸外科会诊认为手术切除风险过高，于是局部介入消融就成为首选治疗手段。老爷子作为我们医院的资深老专家、放射影像界的老前辈，请谁为他手术成了老大难的问题，经过院领导和高级专家会诊，建议听取老爷子和我师母的意见——是外请专家做手术还是自家人做手术。于是，我硬着头皮请示了老爷子和师母，并诚恳表示如果外请专家，我一定会把国内最顶尖医院的消融专家请过来帮他做手术，但出乎意料的是，他们老两口和子女商量后决定由我来给老爷子做手术。老爷子说：“如果我连我教出来的学生都不信任，我还能信任谁？”这一刹那，让我感受到作为一位老者的豁达和作为一位师长对我的信任。对我而言，无论压力再大，我也会全神贯注地把这台手术做好。

手术当天，老爷子一点都不紧张，还笑着鼓励我大胆操作，让我更加感受到作为师者，不光是传道授业解惑，更重要的是让我感受到信任两个字背后的责任。手术非常地顺利，老爷子术后3天身体就恢复了。如今5年过去了，老爷子依然精神矍铄，这让我倍感骄傲。于是，在近几年和学生上课时，我就经常举老爷子的例子，而且每次给临床医学、影像专业本科生上课时，我都会非常认真地备课，像老爷子那样认真负责地教好学生，并希望未来等我老去的时候，我也能像老爷子那样放心地把自己的生命托付给学生治疗。

（朱晓黎）

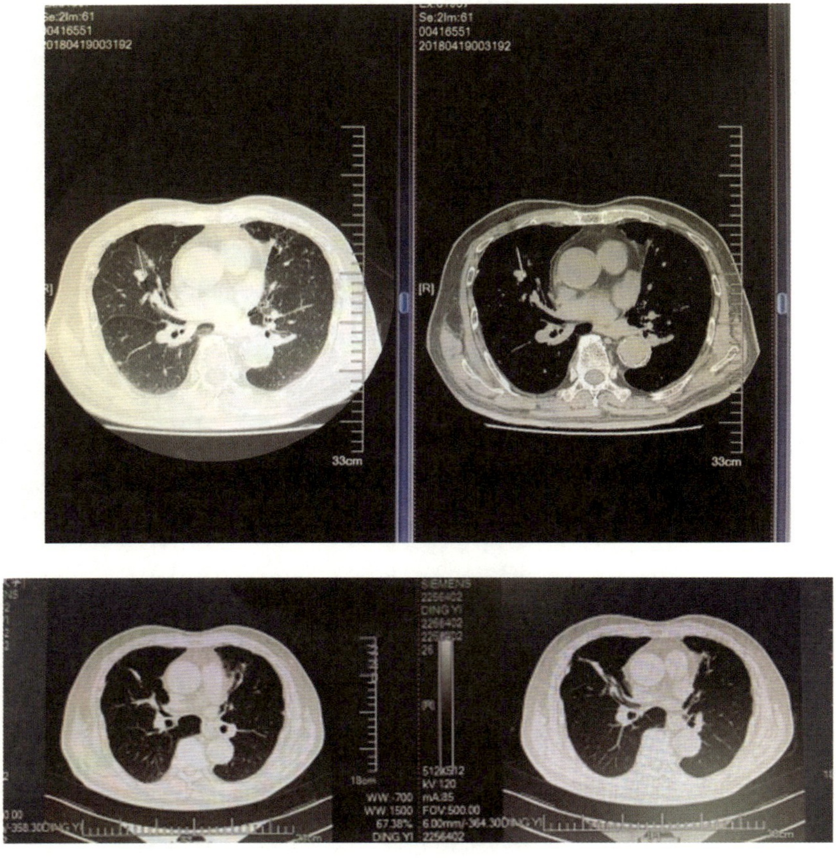

消融手术影像图

4

授人以鱼不如授人以渔

我的导师丁乙，今年已是91岁高龄，是一名有着60多年党龄的医务工作者，也是我从事介入医学的引路人。我们总是习惯用“老爷子”来称呼他，如今的老爷子依然精神矍铄，闲暇时还能在家上网冲浪，出门到公园散步，丝毫看不出是位九十出头的高龄长者。这不禁让我感叹什么叫真正地活在当下、立足现在的硬道理，老爷子用他从

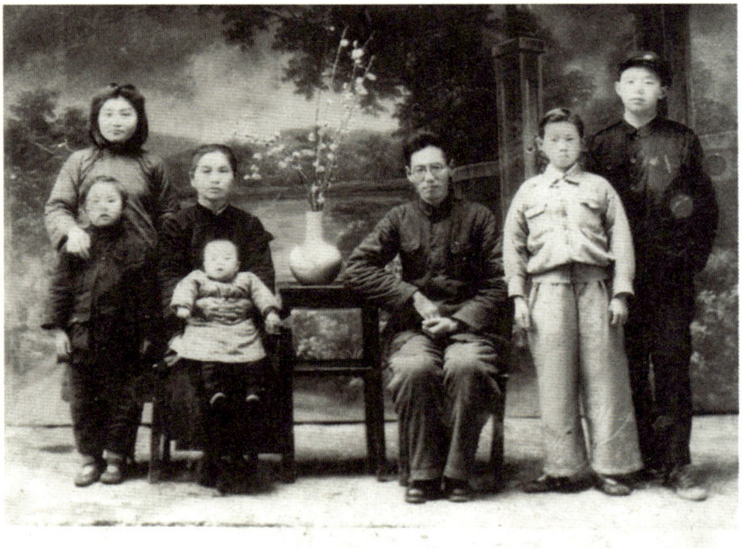

丁乙老师一家

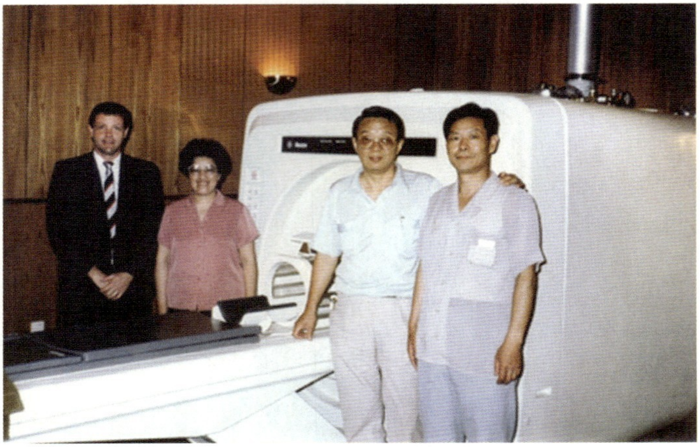

丁老师（右二）与他的同事

医64年的经历诠释了从一个放射科的“小徒弟”到“老师傅”乃至最终成为影像大师，需要经历的不仅是三观的修行，医德医技的沉淀，更重要的是为影像和介入事业培养了一代又一代的后继人才！

岁月如梭，依稀记得1992年，我从南通医学院毕业到苏州医学院第一医院（现苏州大学附属第一医院，简称“苏大附一院”）工作，当时年少志高的我很希望能成为一名刀到病除的外科医师，或成为一名博学精深的内科大夫，然而事与愿违，我最终被分到了放射科——一个临床辅助的医技科室，一个当时被临床医生视为为他们服务的三流科室，成为了一个当时被病友们戏称为“师傅”的看片子医生。从一个理想中的大医生变成现实生活中的“小师傅”，那种失落感不比失恋的感觉好多少。

在我初涉社会并开启医学事业的关键时期，是老爷子带我走出了这个失落期。当时，在附一院工字楼西北区一楼，如今已是十梓街院区 8 号楼（外科楼）的一个简陋的办公室，老爷子单独接见了我。老爷子以一名老党员的身份，语重心长地为我描述了当时放射科的现状和未来，同时也特别提到了介入放射学这个新兴学科或许会让我成为一个真正的直接为患者排忧解难的大医生，更重要的是作为一名党员，应该服从组织的分配，要在平凡的岗位上做出不平凡的事业！他教导我，一个好的放射科医生，一定要有很好的临床知识基础，没有丰富的临床相关知识，就不能把好患者的影像诊断关。而要想成为一个新兴的介入科医生，则更需要兼有临床和放射的双重知识，才能更好地像临床医生一样治病救人，掌握其他专科医生不能做的技术，才能赢得别人的尊重。正是因为老爷子的开导，经过近 30 年的努力我才能终于成为一名介入放射界肝胆及肿瘤介入的“小咖”，成为第三方评价 2017—2018 中国名医百强榜的门脉高压介入治疗 TOP10DR（前十名医生）。更为难得的是，在老爷子 3 年前发现肺部肿块时，他选择我为他进行了消融治疗，这不仅仅是一个导师对学生的信任，更重要的是他作为一名大师对他培养出来的学生医术的认可。2018 年的国庆之际，我邀请了老爷子为医院的道德讲堂讲述他从医 60 多年的宝贵经验，让更多的年轻医者能重塑医德医魂——不忘初心、治病救人！

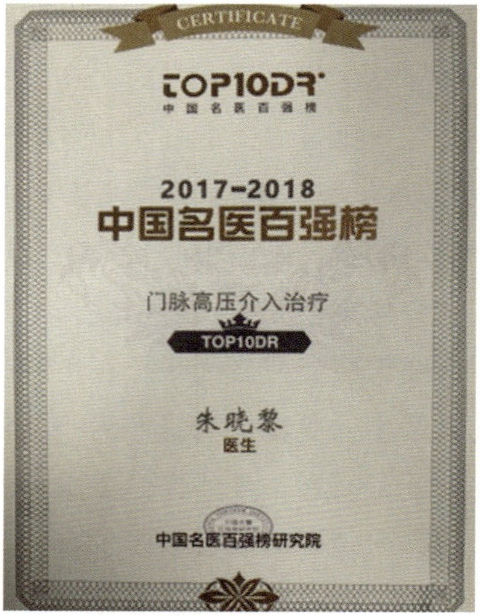

第三方“TOP10DR”证书

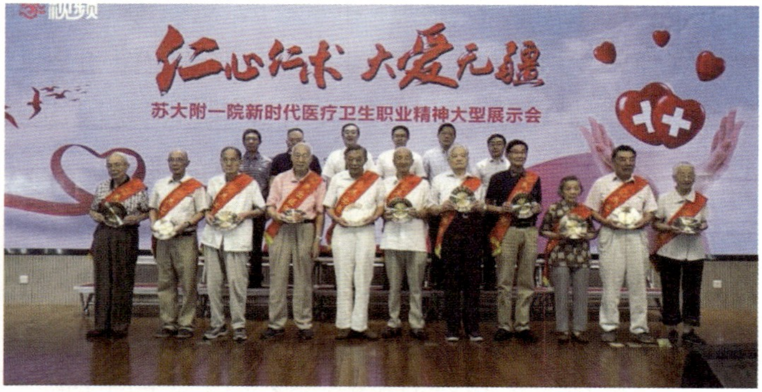

2018 年，苏大附一院新时代医疗卫生职业精神大型展示会

除了业务的指导，在科研上，老爷子同样给了我很大的帮助。在三年的研究生生涯中，老爷子留给我印象最深的就是他的育人之道。一个好的导师并不仅仅是自己水平如何高，更重要的是要指导自己的学生

如何超过自己，也就是所谓的“青出于蓝而胜于蓝”。在我的记忆中，老师给予我足够的信任，从选题、立题到实验总结，直至最后的论文完成和答辩，老师没有一一指出我该怎么做，只是告诉我作为研究生更重要的是应该掌握科学研究的思路、科学研究的方法和技能，而不仅仅是依靠指导完成一篇硕士毕业论文，正所谓“授人以鱼不如授人以渔”。因此，如今的我也以此来教导我的学生——对于研究学习，重要的是方法！

说到工作，更加激发起我对老爷子的敬佩之情。可以说，附一院的放射科就是在老爷子领导下发展起来的，20世纪90年代放射三大件（CT、MR、DSA）的配备也是在老爷子任科主任期间得以梦想成真的，而获评“江苏放射主委”也毫无疑问成为老爷子当之无愧的荣誉。

如今的苏大附一院已经从我刚进医院时的五六百张床位发展成为一院两区三千多张床位的大型医院，昔日处于犄角旮旯的放射科也发展成如今拥有一院两区（影像楼，位于十梓街院区；影像专区，位于总院）的现代化科室。我们介入科也从原来的“一两杆枪零敲碎打”壮大为如今的设施齐全、软硬件具备的省临床重点专科，在两个院区拥有76张床位，集神经、血管、肿瘤及综合介入等多个亚专科。在感叹时代变迁的同时，我的导师丁乙教授也已进入鲐背之年，真是可喜可贺！在物质已经比较丰富的今天，或许精神的礼物更加珍贵，感悟如今的点滴更能激发起我对老师当年传道、授业、解惑的感恩之情。

赠人玫瑰，留有余香。老爷子作为一名共产党员，始终不忘培育影像介入人才的初心，他作为博习影像、桃李满天下的大师见证了徒子徒孙在国内外、省内外不同岗位传承博习精神，展现厚德厚生、精彩人生的瞬间。点点滴滴感悟，不足以报答对老师的教诲恩情，更多的感悟还在将来，值此建院 140 周年及建科 20 周年之际，谨以此拙作献给我的老师丁乙教授，作为一份精神的薄礼，聊以表达心中的敬意，并祝福老爷子身体健康，阖家欢愉！

（朱晓黎）

5 没有生日蛋糕的 40 岁生日

40 岁生日恰逢某个周五，也是结束了加拿大 2 年博士后学习，回国工作后的第一个生日。妻子订好蛋糕和孩子等我回家过生日，但临近下班时却又来了 2 台急诊手术，估计回家会很晚，于是电话到家里，让他们别等了。

晚 11 点，疲惫的我回到家中，洗漱完毕，倒头就睡。夜半时分，睡梦中又一次习惯性地被铃声惊醒，蒙眬中听值班医生汇报病情：二胎前置胎盘产后大出血致失血性休克患者，产科医生已经结扎了双侧子宫动脉，但仍出血不止。输血和使用血管活性药物的情况下，血压 90/50 mmHg，心率 150 次 / 分都还稳不住，血凝常规也测不出，患者情况万分危急。一个激灵，瞬间睡意全无，坐起更衣。

妻子喃喃地问："等会还回来睡觉吗？"

"不回来了，白天正好轮着值班呢。"

"那你的生日蛋糕要等你晚上回来再吃吗？"

"不用等了，白天让孩子先吃吧，拍张照片发给我，给我留点就可以了。"

出门，锁门，下楼，拉好上衣拉链，一头扎进早春的夜色中，快速返回医院。

谈话，备皮，消毒，穿刺，造影，一个复杂血供的产后大出血病例，一根一根地探查出血血管并栓塞止血，患者血压、心率渐稳，结束手术。卸下十几斤重的铅衣后，里面的手术衣早已湿透，再和家属谈话沟通病情，送患者回病房。

一切干好，天光放亮，冲杯咖啡，周六的值班工作又开始了。

白班时，产科反馈凌晨急诊栓塞患者的血压已稳定于120/60 mmHg、心率100次/分，血凝也由测不出至基本恢复正常。3日后，患者家属送来锦旗。一夜的辛苦总算没有白费，虽说这个生日没有蛋糕，但救回一条年轻的生命远比生日蛋糕来得有意义得多。

这可能是每一位铅衣人日常行医中经常会有的状态。被喻为人体管道工的我们，总是时刻处于备战状态：人体哪里的管道（血管）漏了（出血），我们就需要快速微创地去堵漏止血，抢救生命；哪里的管道（血管）堵了（血栓形成、脑卒中），又要迅速地去疏通闭塞血管，恢复血流，挽救生命！

（陈珑）

6 愿介入医学的种子在帕米尔高原上茁壮成长

2021 年 9 月，带着医院和科室的嘱托，我来到祖国最西端的克孜勒苏柯尔克孜自治州（以下称“克州”），参加援疆工作。初到克州人民医院，外周血管介入的工作十分薄弱，但心胸外科的同事们对介入很感兴趣。我和援友范红友归口在心胸外科，和当地同志们一起工作一年零八个月。工作期间的点点滴滴至今仍历历在目。

“麻醉师，准备输血，产妇是胎盘植入，比术前的磁共振严重。”

“主任，这位产妇是 Rh 阴性血，解冻血源还需要一段时间。”

“快请介入科李智主任看看能不能做栓塞。”

春节期间，我和彭波医生立刻行动，为这位维吾尔族的高龄产妇进行子宫动脉栓塞术，有效地止住了血，使患者转危为安。

“不要掉以轻心，病人虽然没有外出血，但她的血压在下降。补液，同时安排增强 CT。”重症医学科的张喜主任总是这么斩钉截铁，她正在查看刚收治的外伤（交通事故）患者。果不其然，CT 提示主动脉夹层。范红友主任和我会诊后，指出创伤性主动脉夹层进展迅速，死亡率高，要赶紧行覆膜支架腔内隔绝术。在心胸外科卡德尔江 · 木沙主任的协调下，手术顺利进行。患者 11 天后就下床活动了。

“从胸部 CT 上看，患者是支气管扩张。已经反反复复咯血 1 个月了，内科治疗效果不好，应当考虑介入支气管动脉栓塞。”在会诊呼吸科病

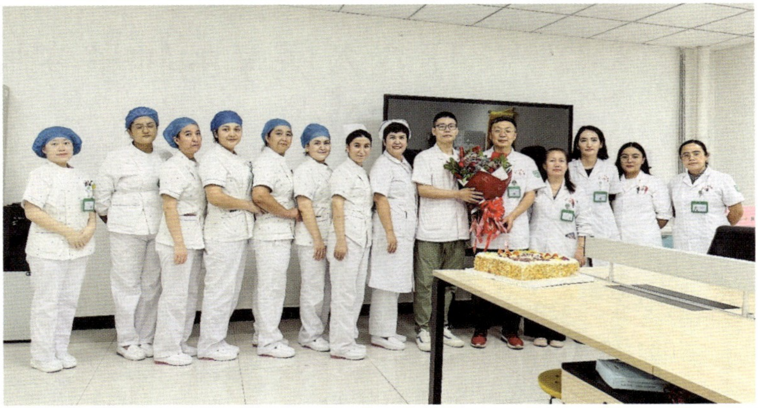

克州介入科

友时，我发现 1 例支气管扩张伴咯血的患者。患者转到心胸外科后，我和彭波医生一起为患者实施了克州首例支气管动脉栓塞术。术后效果很好，患者咯血停止。后来患者曾去乌鲁木齐就诊，上级医院的主任感叹地说，阿图什也能做这样先进的手术了。

国庆期间，患有尿毒症的图大妈顺利完成血液透析并出院，她的脸上露出了笑容。她使用 5 年的自体动静脉内瘘发生闭塞，达不到血液透析的流量要求。我和肾内科杨洪雨团队为图大妈做了经皮球囊扩张成形术，肱动脉流量较术前提高了一倍，终于恢复到血透的流量要求了。

介入医学是一门新兴学科，在国内有 30 余年的发展历史。而介入医学在地处祖国最西端的克州才刚刚起步。我来到克州后，根据实际情况，找到出血介入和肿瘤介入两个突破口，开展了多项新技术，填补了当地介入治疗的空白，赢得了克州同事的好评，先后 9 次收到锦旗。我曾主持自治州课题 1 项，以当地资料发表核心论文 2 篇，参编书籍 2 部。此外，还推动克州人民医院加入中国创伤救治联盟，成为建设单位；督导医技部门以高分通过三甲复审；开展克州人民医院博习云讲堂 3 期。经过一年多的努力工作，我圆满地完成了上级部门布置的组团式援疆任务，并获得了 2021 年度克州人民医院颁发的“吴登云式”援疆专家称号，同时也被自治州人民政府评为“优秀援疆干部”。更重要的是和当地同事结下深厚友谊，愿介入医学的种子在帕米尔高原上茁壮成长。

（李智）

7 一位年轻的脑卒中患者

小李是一名21岁的大学生，他有着一颗狂热的热爱游戏的心。每天晚上，他都会沉醉于虚拟的世界中，熬夜至凌晨两三点钟。他懒于外出运动，身体也因此变得臃肿，血压和血脂也开始逐渐升高，但他并不在意这些。然而，就在一个平常的日子里，小李突然感到剧烈的头晕，同时左侧肢体麻木、无法活动，随后还出现了呕吐症状。他被送到当地的医院急诊，经过头颅MRI检查发现居然是脑卒中！他右侧大脑的放射冠和基底节区已经发生了急性梗死。MRI血管重建显示，右侧大脑中动脉主干部分竟然出现了狭窄。为了接受进一步治疗，他被转

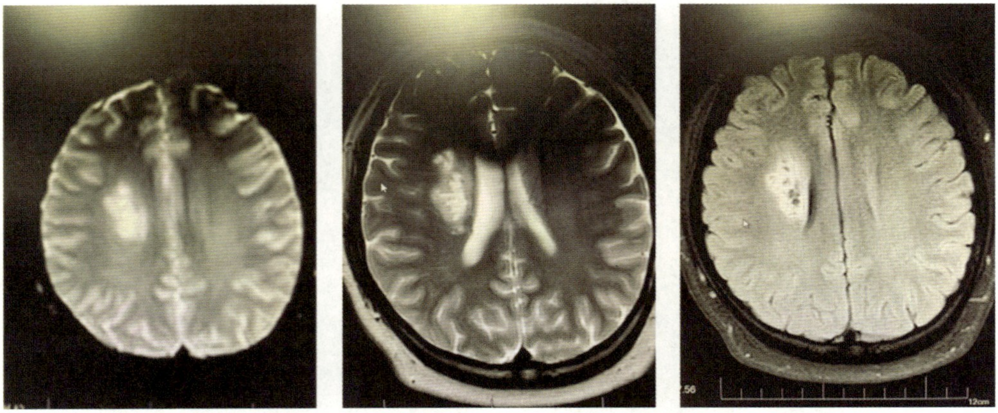

头颅MRI可见右侧大脑的放射冠和基底节区急性梗死病灶

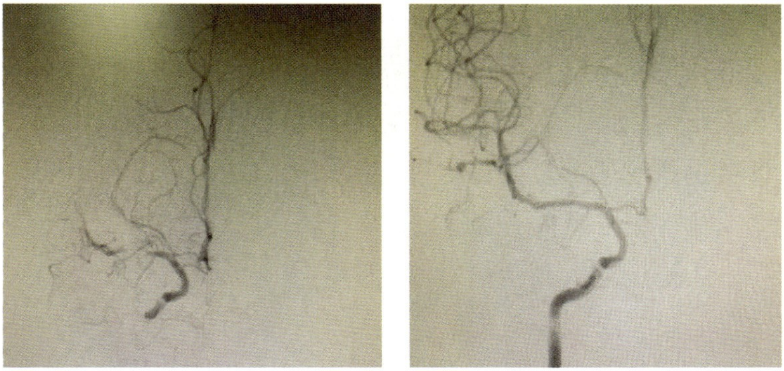

DSA 可见右侧大脑中动脉闭塞治疗前后改变

到了我们医院。

小李先是在神经内科进行了规范化的内科治疗，但是在接受内科规范化治疗期间，脑卒中症状再次出现。他感到头晕，伴随恶心呕吐，并且左侧手脚再次出现了无法活动的情况。经过头颈部 CT 血管重建检查，结果显示他右侧大脑中动脉有一段血管段已经由狭窄发展为接近闭塞，导致其右侧部分脑组织出现缺血性低灌注，并出现相应的脑部缺血的症状。

为了进一步治疗，小李从神经内科转到了介入科。通过高分辨率 MRI 检查，发现他的右侧大脑中动脉的阻塞是由动脉粥样硬化性斑块引起的。这种情况通常发生在中老年人身上，尤其长期患有高血压、高血脂和高血糖等疾病的人群中。

确定了病因后，小李接受了脑血管造影检查，这是诊断脑血管疾病的“金标准”，可以最清楚地了解患者脑部血管病变的情况。造影结果显示，小李右侧大脑中动脉 M1

段确实已经发展为次全闭塞，导致相应脑部供血明显不足。考虑到他在内科规范化治疗期间病情仍在恶化，我们不得不决定给他进行右侧大脑血管的介入治疗。介入治疗是一种通过血管通道进入体内进行治疗的方法，可以在不开颅的情况下修复颅内血管病变。

小李的家人和我们对他的情况感到非常担忧，我们知道，如果不采取紧急的治疗措施，小李的病情可能会进一步恶化，甚至对他的生命造成威胁。针对小李的病情，我们决定进行球囊扩张及支架植入术。该术式通过在血管内插入一根细长的导管，并通过导管引入特殊的器械。器械可以通过血管抵达闭塞的部位，先引入一个直径很小的球囊对狭窄的血管进行扩张，以恢复狭窄血管至正常管径大小，再植入一枚金属支架，对狭窄的血管起到持续的支撑作用，避免血管回缩再次狭窄，从而恢复右侧大脑的正常血流。

手术当天，小李被送入手术室。首先进行了全身麻醉，我们在他右侧股动脉处进行了穿刺，插入了导管，然后通过导丝引入器械到达闭塞部位。在微导丝微导管的引导下，我们顺利完成了球囊的扩张和支架的植入，恢复了右侧大脑中动脉的血流。

手术顺利完成，小李在手术后的观察期间也没有出现任何并发症。他接受了一段时间的康复治疗，包括物理疗法和康复训练，以恢复左侧肢体的功能。随着时间的推移，小李的症状逐渐改善，头晕和肢体无力的症状减轻，他也逐渐恢复了日常生活的能力。

小李的这次意外成为了他生命中的一个转折点，在治疗后的随访中，我们强调了健康生活方式的重要性，包括合理饮食、适度运动和定期复诊。我们建议他改变不良的生活习惯，尤其是过度沉迷于游戏并熬夜的行为，以减少心理和生理压力，预防再次发生脑血管意外。

通过这个病例，我们可以认识到保持健康生活方式的重要性，包括均衡饮食、适度锻炼、充足休息和避免不良习惯。以下是小李在康复过程中采取的一些措施。

① 饮食调整：接受营养师的指导，制订了均衡的饮食计划。增加了蔬菜、水果和全谷物的摄入，减少了盐、糖和饱和脂肪的摄入。这有助于维持健康的体重、血压和血脂水平。

② 适度锻炼：在康复期间采用物理疗法和康复训练。这些包括肢体运动训练、平衡训练和力量训练等，以帮助他恢复肢体功能。他还开始进行适度的有氧运动，如散步、游泳或骑自行车，以提高心肺功能和整体健康状况。

③ 充足休息：小李意识到良好的睡眠对于恢复和预防脑血管疾病至关重要。他调整了作息时间，确保每晚有足够的睡眠，并遵循规律的睡眠时间表。他还学习了一些放松和压力管理的技巧，如深呼吸、冥想和放松训练，以帮助他保持心理健康。

④ 避免不良习惯：小李深刻认识到长时间过度使用电子设备和沉迷于虚拟世界对身心健康的不良影响。他下定决心减少对电子设备的依赖，并设立了时间限制，以避免过度使用。他开始主动寻找其他兴趣爱好和社交活动，与

朋友和家人进行面对面的交流和互动。

通过这些努力，小李逐渐恢复了身体的功能，并改变了自己的生活方式。他在经历了这次脑血管意外后，更加珍惜健康，意识到预防疾病的重要性。他成为身体健康的倡导者，与他人分享自己的经历，并鼓励他们坚持健康的生活方式。

小李的故事是一个警示，就算是年轻人，也不能无节制地挥霍自己的健康，要在快节奏的生活中关注自己的身心健康。通过健康的生活方式、合理的饮食、适度的运动、充足的休息和心理健康的管理，预防疾病、提高生活质量，并享受更加充实和幸福的生活。

（李波）

8 百岁老人腰椎骨折，介入人用“骨水泥”技术将她从病床上“扶”起来

2022 年，我们遇到这样一位特殊的患者，98 岁的顾奶奶患有骨质疏松，一次不小心坐空椅子，屁股着地，后腰背部疼痛厉害，翻身起床时更是疼痛难忍。顾奶奶既不能下床活动，腰背部的疼痛也让她彻夜难眠。在当地医院就诊后，证实第 2 腰椎发生新鲜压缩性骨折，同时顾奶奶合并慢性支气管炎、心肺功能不全等疾病。由于顾奶奶长时间卧床不能翻身，已经开始出现肺部感染症状，且只能采取左侧卧位。“伤筋动骨一百天”，对于高龄老人而言，一次骨折就是一场生死考

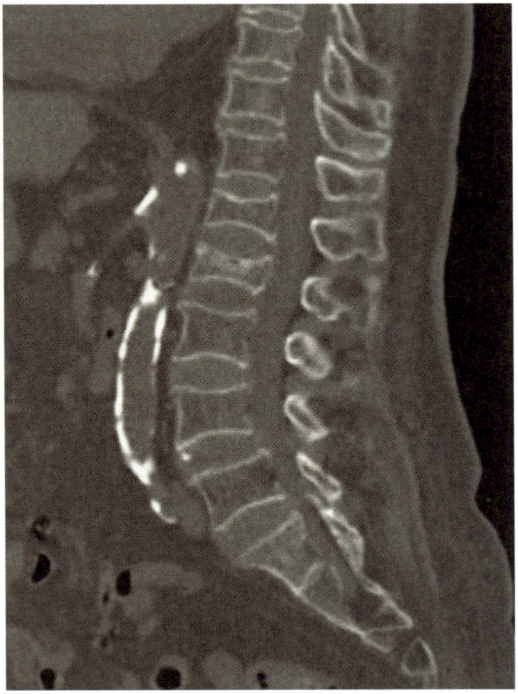

术前 CT 检查，第 2 腰椎可见明显压缩性骨折

验。考虑患者病情危重，顾奶奶转院至我们介入病房进一步治疗。

随后，介入科医生对顾奶奶的病情进行了认真的术前讨论，综合分析她的病情，考虑患者高龄，并伴有肺部感染、心肺功能不全等基础疾病，如果不尽快治疗，将严重威胁她的生命，因此确定了本次治疗的目的：迅速减轻疼痛，让老人早日下床。

顾奶奶的年纪大、听力差给手术带来了不小的难度。考虑到她无法耐受常规俯卧手术体位，手术团队预备在局部麻醉下，借助双平板 DSA 机器优势，对她在侧卧非常规体位行经皮椎体成形术治疗，此种手术微创、简便、恢复快，避免了高龄合并基础疾病无法耐受全身麻醉等风险。

一切准备就绪，我们在局部麻醉下为顾奶奶实施了“腰 2 经皮椎体成形术”。在 DSA 双球板的引导下，采用侧卧体位，准确定位椎体椎弓根，先用一根细针经椎弓根刺入椎体内，经透视严密监视，通过穿刺针，将牙膏状骨水泥缓慢注入椎体内，至填充完全，整个注入过程约 3 分钟，之后骨水泥变得坚硬如骨。整个手术过程顺利，耗时 20 分钟，仅仅存留一个针眼大小的创口。令顾奶奶及其家属意想不到的是，术后当天下午，顾奶奶就可以在床上翻身活动，疼痛也明显减轻了，术后第一天就可下床活动了。

近年来，随着我国人口老龄化加剧，骨质疏松成为

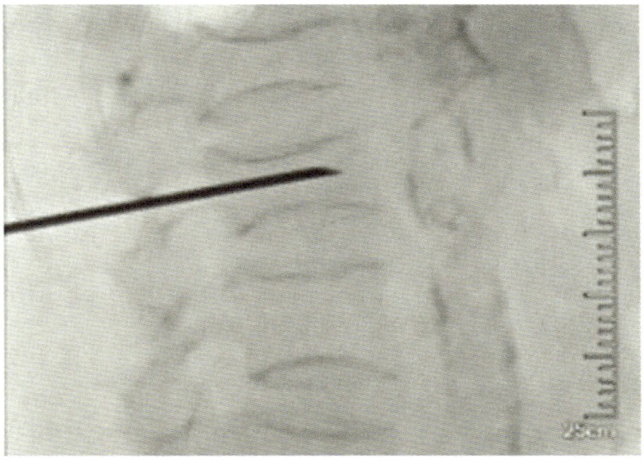

X 线检查证实穿刺成功

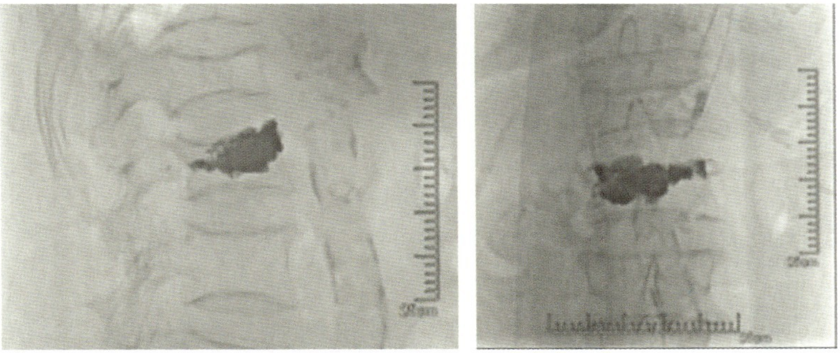

骨水泥注入椎体内分布 X 线检查

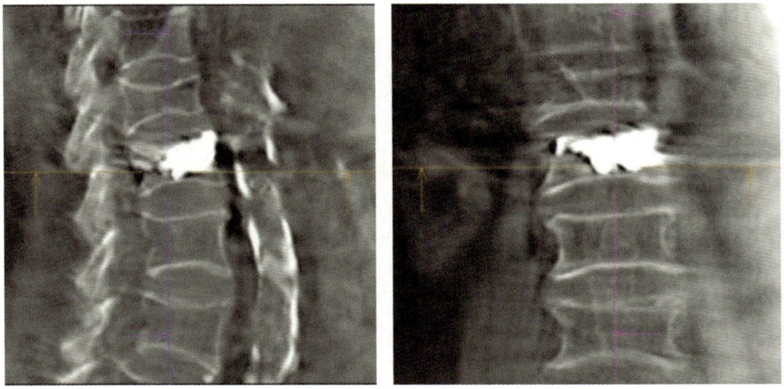

术后即刻 CBCT 评估骨水泥分布

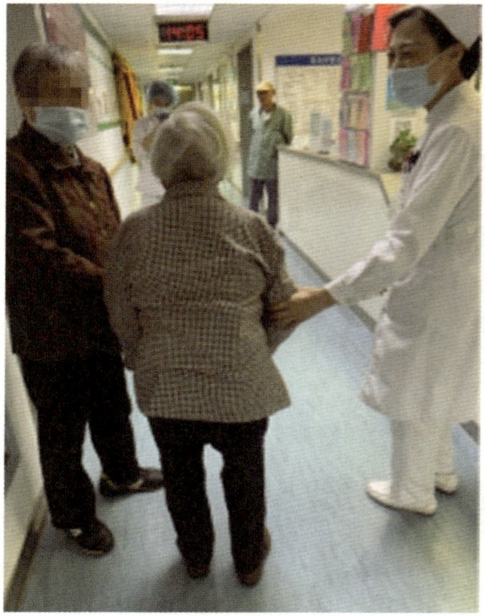

术后第一天患者可以下床活动

困扰老年人的严重问题。骨质疏松症是以单位体积内骨量减少、骨组织微结构退变、骨强度减低、脆性增加为特征的一种全身性骨疾病。其最严重的并发症是骨质疏松性骨折，常发的部位是脊柱，由骨质疏松症所导致的椎体压缩性骨折也成为临床上的常见病、多发病。

传统保守治疗方法为卧硬板床休息、佩戴护具，辅以药物和物理治疗等，保守治疗方法所需时间较长，一般为1~3个月，其间易出现静脉血栓、坠积性肺炎等并发症。介入科常规开展的经皮椎体成形术（PVP），可在局部麻醉下进行手术，向受损伤的骨骼或椎骨中注射骨水泥，创伤较小、恢复快，是目前治疗骨质疏松较简便而又安全有效的方法。

（李沛城）

9

双重病魔折磨数十载，妙手回春介入一朝显奇效

2016年6月中旬，我们科迎来了一位特殊的患者，她就是45岁的滨海人陈阿姨，她在吴江打工，幼年患乙型病毒性肝炎，20年前查出肝硬化，3年前开始进行抗病毒治疗，今年2月、5月先后2次出现呕血、解黑便，当时吴江医院急诊B超示：肝硬化伴腹水、门脉高压、胆囊结石、胆囊炎、脾肿大，经止血、抑酸、保胃等保守治疗，好转后出院。为进一步治疗来我院介入科就诊，当时查体发现患者腹部膨隆、脾脏三度肿大并有轻压痛，腹部叩诊呈鼓音，移动性浊音（+），和患者家属沟通时讲明检查后如适合的话可做部分性脾动脉栓塞和经颈静脉肝内门体静脉分流术（TIPS）介入治疗，但风险很大、费用也高，患者和家属坦言家里经济较困难，但患者执意要住院治疗，于是就收到了介入科的病房。

鉴于患者强烈的求治、求生欲望，朱主任同意患者先入院做常规检查，并发现陈阿姨肝功能有异常，血常规三系较低，因此予以保肝、退黄、输血等内科

支持治疗。同时 CT 检查还发现除肝硬化、食管胃底静脉曲张、巨脾、腹水之外，还意外发现在脾动脉上有一个巨大的动脉瘤，意味着患者体内埋藏着一个重磅“定时炸弹”。这对该患者而言无疑是雪上加霜！因为无论是脾动脉瘤，还是肝硬化门脉高压，一旦大出血，对患者而言都是致命的！

针对这个特殊的病例，我科立即组织科内疑难病例术前讨论会，经过仔细分析病情，决定先排除脾动脉瘤这颗“定时炸弹”，然后根据患者恢复情况再行 TIPS 解决门脉高压。讨论中也充分考虑到介入治疗的风险。但是在与患者和家属沟通中谈及要不要介入治疗时，发现患者与其丈夫的意见有分歧，其丈夫不主张进一步治疗，而患者及其父亲和儿子坚决要做 TIPS，其父亲强调借钱也要做。望着他坚毅的目光和患者乞求的眼神，朱主任决定给患者行积极介入治疗，但前提是一定要征得其丈夫同意并签字。

根据治疗方案，第一步是行部分性脾动脉栓塞及脾动脉瘤栓塞术，经过与家属反复沟通、交代介入风险和可能出现的并发症，患者及其父亲初衷不改，并说服了患者丈夫签字同意进行介入手术。朱主任带领其小组人员背负着患者的殷切期望，经充分准备后予行脾栓塞手术，栓塞前造影显示脾动脉主干近分叉处可见一个巨大的脾动脉瘤，直径约 7 cm。在进行了部分性脾动脉栓塞的同时又用弹簧圈对动脉瘤进行了封堵，术后经造影复查，脾动脉血流明显减缓，巨大瘤腔消失，“定时炸弹”成功排除。

术后虽然给予了一系列的干预措施，但术后第 3 天患者还是出现了发热、腹胀、胸闷不适等脾栓塞后综合征，而且患者反复出现高热、胸闷，不能平卧、不能进食，全身无力，每天险象环生，医疗费用也逐步增加，此时家属对手术结果很不理解、很不满意，对医护人员的态度也逐渐恶劣，情绪也很激动，多次威胁医护人员，但我们并没有受到干扰，继续针对患者术后并发症予以积极的治疗和精心的护理，同时针对家属的不理解，每天都耐心地跟家属解释并安慰患者。因患者长期卧床，我们尽心尽力加强其基础护理，避免其发生护理并发症，不断地鼓励、指导患者进行高营养饮食，在用药和医疗材料方面能省则省，使家属处处看到医护人员的真心和诚意，而朱主任在百忙之中一有空就去看望患者并针对病情给其家属解释和开导，同时该患者的儿子又把资料拿到上海中山医院会诊，得到上海介入治疗专家对我们治疗方案和手术成功的肯定。经过医护人员的努力和积极的帮助，家属情绪慢慢稳定，态度也有所转变，医患紧张的关系大有缓解。

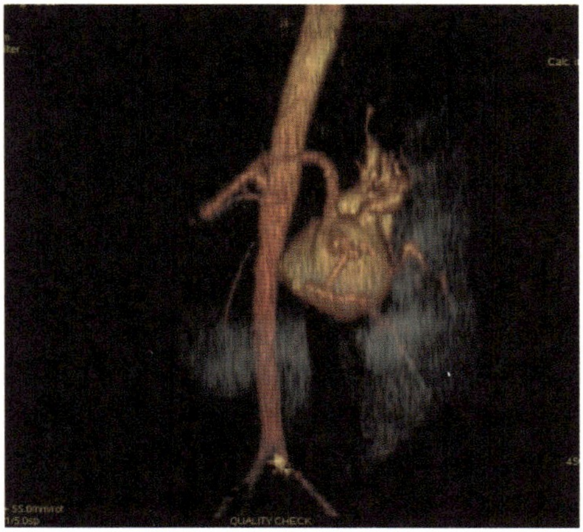

CTA 可见脾动脉中段的动脉瘤

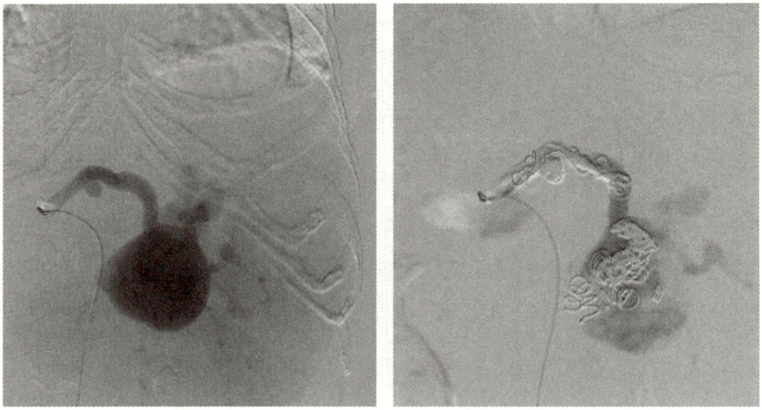

栓塞前 DSA 可见动脉瘤，栓塞后瘤体基本消失

经过漫长的 50 余天的利尿、改善微循环、降低门脉压和输血浆、蛋白支持等治疗，患者的体温基本恢复正常，生化、血凝等指标稳定，脾栓塞治疗后的感染及坏死期终于平安地度过了，但患者腹水、腹胀仍明显，故紧接着患者又面临一个艰难的选择，是继续做 TIPS 治疗？还是回家保守治疗？因为此时患者家里已负债累累，加上其丈夫的不支持，再借钱也就更加渺茫了。对于一个以打工为主的家庭，在已负债的情况下再筹借 5 万～6 万元真是难似上青天，其父亲望着女儿求生的目光天天以泪洗面，患者儿子一人打工养家，已负重不堪，虽救母心切但也一筹莫展。我们科内也进行了讨论，认为短期内也难帮她筹到 5 万～6 万元，而且还有好多未知因素，最终到底需多少费用也是未知数，最后决定与患者家属及其亲朋好友见面、沟通，讲清所面临的困难和问题，但他们仍决定生死一搏，其父亲多次求亲拜友一周后终于筹到了 5 万元，在认真准备和充分沟通

后，在第一次手术近 2 个月后，8 月 20 日，朱主任带着其小组人员又在 DSA 室给患者进行了更高难度的 TIPS 手术。

TIPS 是目前除肝移植之外，治疗肝硬化门脉高压合并消化道出血和顽固性腹水的最佳选择。手术通过右侧颈内静脉在导丝的引导下导入专用的导管套件通过肝静脉，用专用的肝内穿刺针顺利地穿刺到门静脉，并顺利地在肝静脉和门静脉之间的肝实质建立了一个通道，放置了一个金属支架，复查显示分流支架扩张、位置良好，分流道通畅，门脉左右支显影，同时引起呕血和黑便的罪魁祸首——胃冠状静脉由于分流后压力降低也不见显影，门静脉压力梯度值由原来的 24 mmHg 降至 15 mmHg，手术圆满完成。

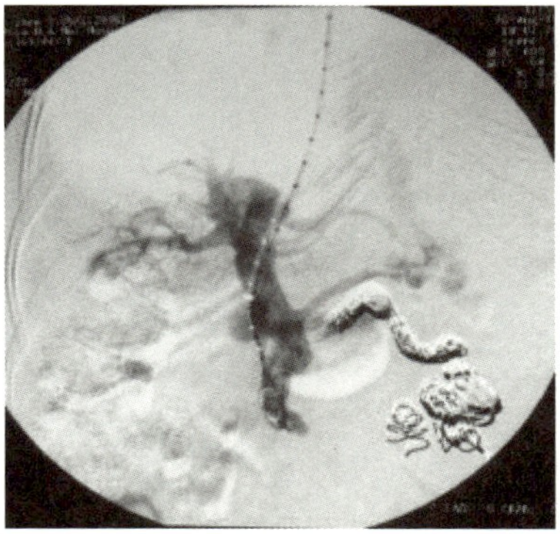

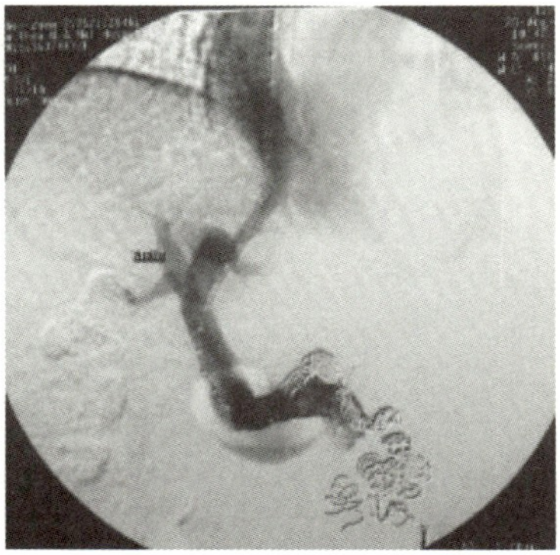

TIPS 分流前可见门静脉增宽和增粗的胃底食管曲张静脉，分流后曲张静脉消失，支架内由门静脉至下腔静脉的血流通畅

术后经常规的治疗和护理，无意外和并发症发生，术后第 2 天“奇迹”出现了，患者腹胀明显好转，食欲也好转，患者和家属终于露出了久违的笑容，逢人便夸朱主任的技

术水平高、介入科的医护人员团队好。术后第 12 天，患者顺利出院了，出院时患者和家属反复说：“朱主任是我们家的救命恩人，谢谢你们，谢谢你们大家！”当大家看到患者迈着轻盈的步伐、微笑着离开病房时，都欣慰地笑了。

（沈健）

10 医患成友

老沈是我曾经治疗过的一位患者，因为看病相识，此后也成了14年的好友。老沈是苏州郊区的一位农民，家住太湖西山，患有乙型病毒性肝炎、肝硬化，14年前（2009年）因纳差、右上腹胀痛不适到医院检查，B超和增强CT提示肝脏有个最大径6 cm的占位，考虑“肝癌”，而且甲胎蛋白（AFP）大于实验室检测上限，临床诊断肝癌明确。当时我还是一名介入研究生，导师倪才方教授将他接诊并收住院，这也让我与老沈相识。老沈一开始便知道病情，我见到他后的第一印象就是他很真诚，天生的乐观精神和勇于直面疾病的淡然让我敬佩。他对我这个初出茅庐的医学生非常信任，也非常关心，他会在我巡视病房时跟我聊天，以长辈的身份分享他对生活的理解、聊我的学业和生活。逐渐地，我们成了朋友。

在他生病第1年，我协助导师对他进行了3次介入化疗栓塞手术，术前术后他都非常理解和配合。幸而治疗有效、也或许是乐观的心态使然，他的肝肿瘤一次比一次缩小，1 年后竟然奇迹般完全消失了！同时，在积极的抗病毒治疗下，他的 AFP 也恢复到正常水平，影像学检查显示只剩下肝硬化表现。对此我和老沈都非常开心，此后他再也不需要住院行介入手术，只需要定期到门诊复诊，日常口服抗病毒药即可。我们互相留了电话和微信，每次逢年过节都会彼此问候。

春夏之交，他会在来门诊复诊时给我带一些自家树上结的枇杷，我跟他说不必客气、千万不要再带东西给我，只要身体健康就是彼此最大的礼物。可他却说生病是不幸，而有缘成为朋友却是一件幸事，生命很宝贵、朋友很珍贵，自家树上的果实是真心想给救命的朋友尝尝。说话间，我看到老沈的眼神里呈现出对生活的希望和对朋友的真诚。

（杨超）

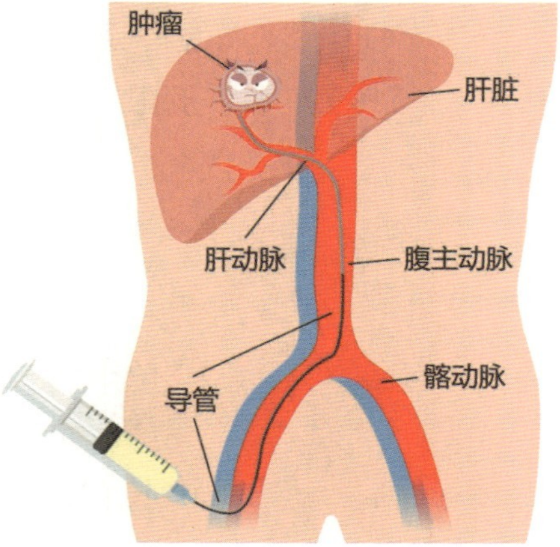

肝动脉化疗栓塞术（TACE）示例

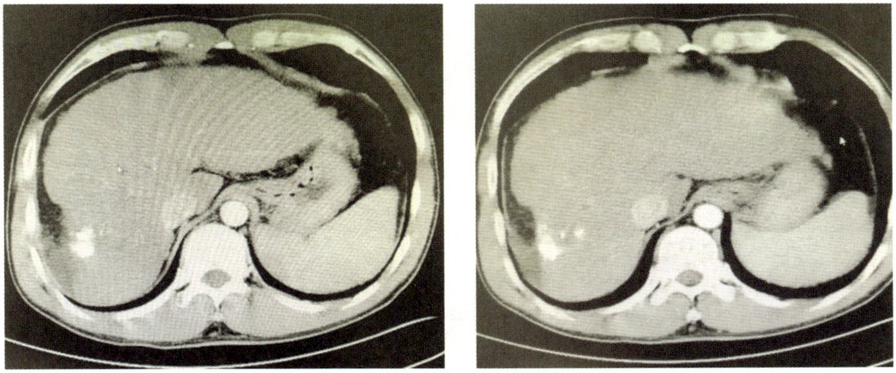

2010 年 10 月 8 日，第一次 TACE 后可见肿瘤部位碘油沉积

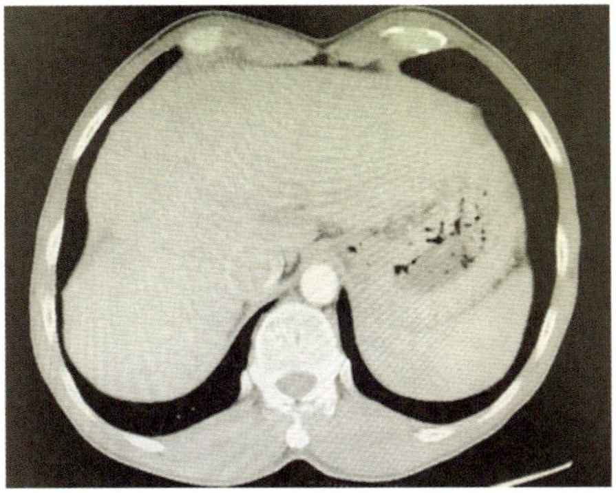

2020 年 1 月 9 日，十年后复诊肿瘤消失

11 久病成医

小朱去年（2022年）24岁，有一天在家中打游戏时突然感到左小腿和膝关节处酸胀不适，于是前往苏大附一院急诊室就诊。起初小朱只是告诉急诊医生左腿酸痛不适，所以先做了X线检查，然而并未发现骨头有异常。此时小朱突然意识到，自己可能老毛病又犯了——下肢深静脉血栓。“医生，我要做个下肢深静脉B超检查！”小朱赶紧向医生喊道。原来，三年前的一次肺栓塞让小朱至今心有余悸，而病因就是下肢深静脉血栓。

三年前，小朱与同学前往厦门旅游。刚下飞机，他就突然感觉胸闷气急、透不过气，休息后也没有缓解。同学赶紧将他送往当地医院，一查CT就发现两肺动脉广泛栓塞，同时B超发现右下肢还残留大量血栓。焦急万分的父母连夜乘坐飞机直接将他从厦门接回苏州（提醒：此举非常不妥，随意活动可能诱发血栓脱落加重肺栓塞，甚至危及生命），在介入科积极治疗下，小朱很快转危为安，一周后复查肺动脉CTA以及下肢深静脉造影，提示血栓基本消失，顺利出院。

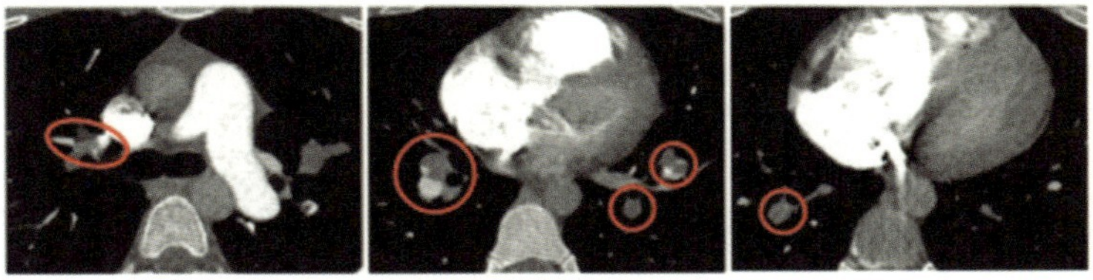

肺栓塞治疗前

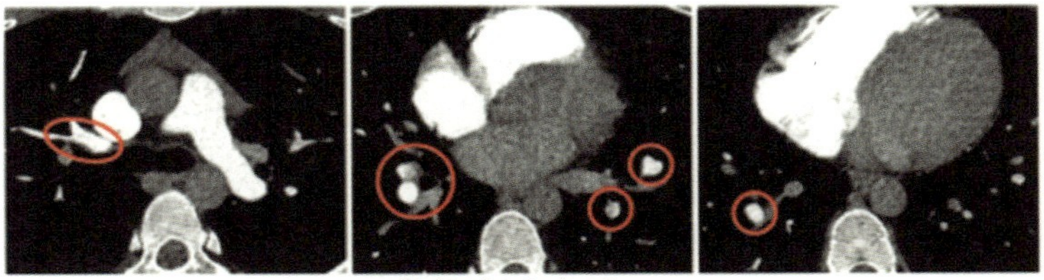

肺栓塞治疗后

CTA 显示治疗前后肺动脉血栓改善情况

有了三年前的生病“经验”，小朱这才突然想起这次可能又是血栓搞的鬼。医生在获知上述情况后立即开通绿色通道加急检查。果然，病因找到了！小朱的左下肢深静脉发现了大量的血栓形成，如果血栓顺着血流到达心脏、肺部任何一处，后果将不堪设想，甚至有可能猝死。是小朱的久病成医避免了再次肺栓塞的发生，也算是一次完美的自救。在介入科的精心治疗下，小朱再次康复出院。

为此，介入专家呼吁：人们常常因为读书、工作、玩电子游戏等原因伏案久坐、饮水也少，这些不良习惯容易让下肢深静脉血液处于瘀滞、高凝状态，这样必然增加血栓发生的风险。建议大家日常多饮水、多活动下肢，避免下肢深静脉血栓和肺栓塞的发生。

（杨超）

12 一封来自患者的表扬信

职业生涯中，最难忘的是一位病友留给我们的一封信。这位病友因头晕脑涨，舌尖发麻，言语不清一天伴发热入院，当时在急诊以“脑梗死、发热”收住到我们介入科病房，经过我们团队的积极治疗，一周后他的病情好转就出院了。虽然这位病友住院时间不长，但从表扬信中可以感受到他对介入团队的治疗水平和服务态度非常满意，也折射出我们介入治疗效果是立竿见影的。从信的字里行间还可以窥探到我们介入科是一个团结友爱、积极向上，既追求效率，又非常专业的一个团队。这位病友目睹了我们 24 小时不间断护理的艰辛，从患者的角度认同我们护理工作的不易，谢谢他的理解！在他眼里，我们是能驱魔解痛、防病治病的美丽天使。说一千道一万，患者的肯定是对我们的褒奖与鼓励，也是我们继续努力工作的原动力和触发器，让我们大家不忘初心、牢记使命、砥砺前行吧！

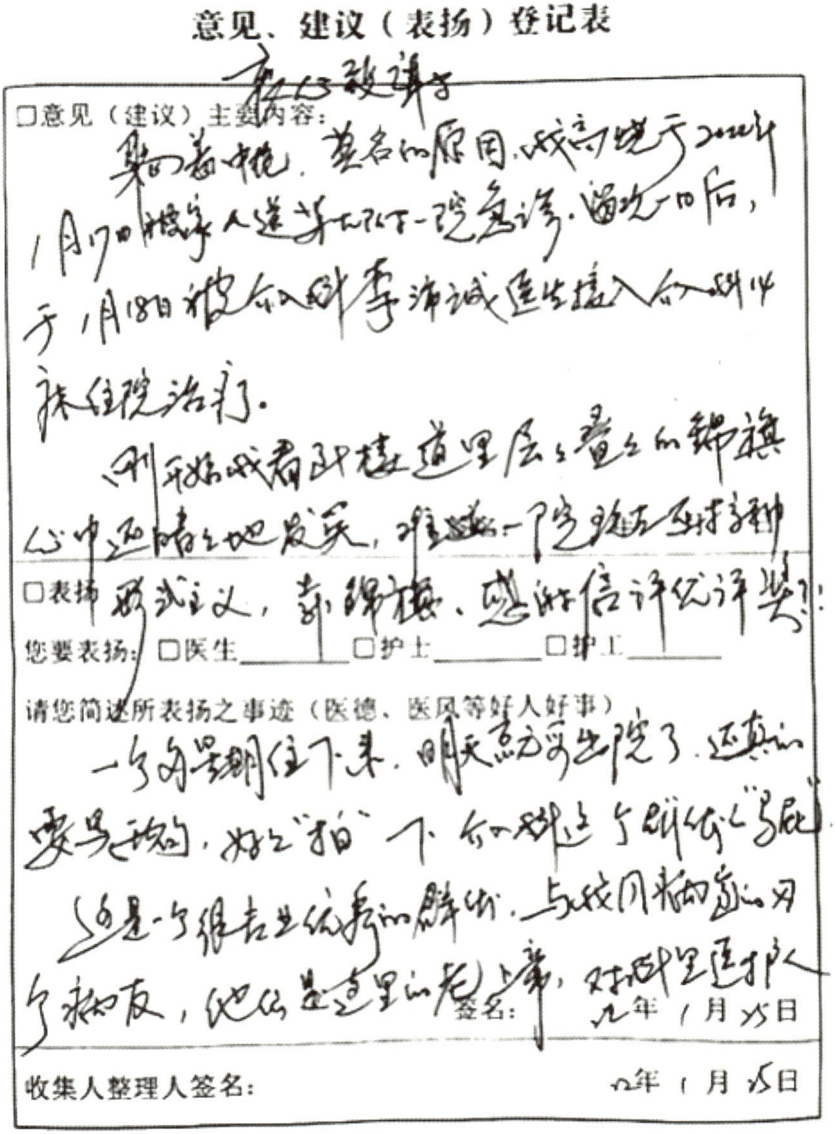
意见、建议（表扬）登记表

感恩致谢辞

□意见（建议）主要内容：

鄙人姓陈，姓名的原因，我于2022年1月17日被家人送到我院下一院急诊，留观一日后，于1月18日被介入科李沛诚医生接入介入科14床住院治疗。

刚开始我看到楼道里层层叠叠的锦旗，心中还暗暗地发笑，难道一个医院还搞这种形式主义，弄锦旗、感谢信评优评奖？！

□表扬

您要表扬：□医生＿＿＿＿ □护士＿＿＿＿ □护工＿＿＿＿

请您简述所表扬之事迹（医德、医风等好人好事）

一个多星期住下来，明天就可出院了，还真的要写写，好好"拍"下介入科这个科室的"马屁"。这是一个很有生命力的群体，与我同病房的几个病友，他们是这里的老"常客"，对科里医护人

签名：　　22年　1月25日

收集人整理人签名：　　22年　1月25日

感谢信内容一

意见、建议（表扬）登记表

□意见（建议）主要内容：

贵的好事、好艺、好德，如数家珍。原谅我们没去记住主任、医师、护士长、护士[illegible]护士的名字。但我们介个与病友及家属[illegible]都很支出。

这是一个很体察病人及家庭情[illegible]的文化集体。以往我们[illegible]医院[illegible]是[illegible]，在[illegible]的大旗下，[illegible]。

□表扬

您要表扬：□医生______ □护士______ □护工______

请您简述所表扬之事迹（医德、医风等好人好事）

这里不是体谅、谆谆告诫。这期间，我们病房曾临时住进一个肿瘤病人，当天是[illegible]，护士医生全力协助家属护理重症病人。这又再都是年青的小伙、姑娘。吴某、[illegible]

签名：　　年 1月 25日

收集人整理人签名：　　年 1月 26日

感谢信内容二

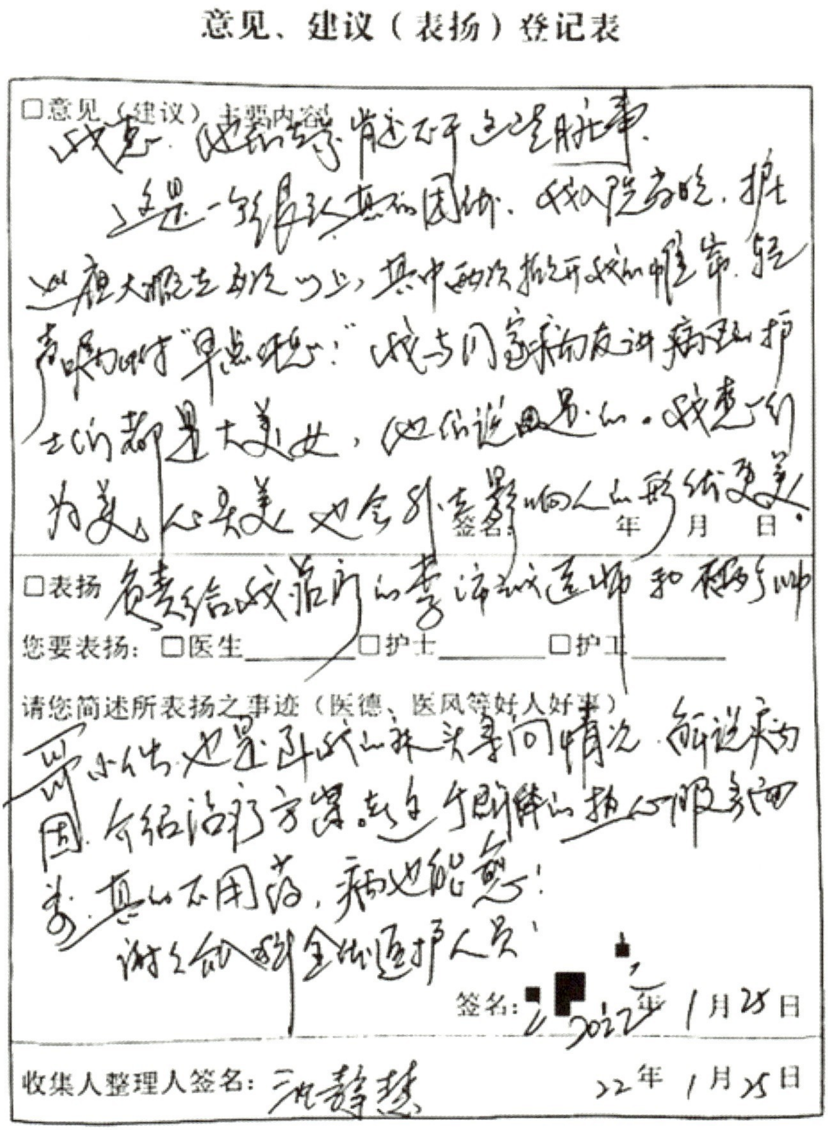

意见、建议（表扬）登记表

□意见（建议）主要内容：我是：他们给肯定不干这些脏事。

这是一个很具有真诚的团体，我们住院时，护士巡查大概在每次以上，其中两次推开我们帐篷，轻声唤我们早点睡：我与同室病友讲病理，护士们都是大美女，她们说话也美。我是为美人心灵美也会影响人的形体更美。

签名：　　年　月　日

□表扬 鲁素给我治疗的李清斌医师和药剂师

您要表扬：□医生＿＿＿＿□护士＿＿＿＿□护工＿＿＿＿

请您简述所表扬之事迹（医德、医风等好人好事）

罗小伟也是在我们的床头寻问情况，解说病因，介绍治疗方案，本人……热心服务细节，真的不用药，病也能愈！

谢谢全体医护人员！

签名：[redacted] 2022年 1月28日

收集人整理人签名：沈静慧　22年 1月25日

感谢信内容三

（沈静慧）

13 无愧于介入"天使"

护士，世人眼中的白衣天使。一袭飘然的白衣，是纯洁的心灵；一顶别致的燕帽，是守护生命的重任。医院是个特殊的环境，护士是特殊环境下的特殊群体，无数个日日夜夜，我们感受着生存和死亡的搏斗；我们负责着病区的点点滴滴，大到医疗救护，小到更换衣物、擦身洗头。哪里都有我们穿梭的身影，而关怀就是连接护士和患者的桥梁，它让我们从相识到相知，让我们直接有了心与心的沟通。

曾经有一部热播电视连续剧让我再次回忆起了一个患者，一个已经不会再微笑着跟我说"谢谢"的朋友。

那是几年前的夏天，一个满面笑容，举手投足都十分彬彬有礼的肝癌患者被收住在我的床位上，作为床位护士，我很自然地要和患者建立起良好的关系。我在主动地自我介绍之后，也慢慢了解到他在事业上升期却突然发现自己患上了恶性肿瘤，并且已经失去手术的最佳时机。在这样的沉重打击之下，患者面容憔悴，虽然脸上仍留有笑容，但能感受出他内心的痛苦。他作为一个人民的“战士”，面临过很多艰难、危险的事件，曾只身一人去到深山老林中工作，为了自己热爱的事业，为了保卫人民的责任，他曾经付出了很多。他不曾想到这样坚强的自己没有被敌人打败，却被无情的病魔给击垮了。

在完成第二次介入治疗以后，我与患者进行了第一次长谈，和他分享了我工作10多年来的所见所闻，针对这个患者焦虑的情绪，我特别选择了一些成功战胜癌症的患者的例子，并对他提出的一些关于疾病方面的疑问，给出了详细的解答。他是一个心思很细腻的人，在面对人生这样一个突如其来的打击的时候，我看得出他是几近崩溃的，他的家人也很担忧他。在那次长谈以后，我能感受到他情绪上的变化，他愿意和我主动分享自己内心的感受，他曾经泪眼婆娑地说过这样一句让我印象深刻的话，“在我人生的这几十年里，我自问自己没有做过什么亏心事，可是老天对我为何如此不公。”一个六尺男儿在我面前哭泣，安慰的语言竟如此的苍白无力，我不知道该如何帮助他，只能告诉自己，尽我所能做好我的工作。在接下来的几次治疗中，他都主动要求住到我分管的床位上，每次我走进他的病房，他都会热情地叫我一声“蒋老师”，我总是不好意思地说“叫我小蒋就好啦”，可是他总说“在医院你懂的比我多，肯定是我的老师，叫你一声蒋老师不为过！”即使有时候他没有住在我分管的床位上，我也会每天抽时间去和他聊一会，谈谈病情、解答他的疑问，有时更像朋友间的聊天，关心一下他的日常生活和感受。时间在匆匆地流逝，他的病情不如我们预想的那样，而是恶化得很快。

慢慢地，皮肤巩膜开始黄染了，肝功能指标也提示着病情的恶化。当良好的愿景再次被打破的时候，患者再一次遭受了狠狠的打击。曾经在和他的聊天中，我会尽可能地鼓励他，其中也应家属的要求隐瞒了一部分的病情。而当病情恶化的事实摆在眼前的时候，患者充满信任的眼神，实在让我很难再隐瞒他。在取得家属的理解和信任以后，我开始不再隐瞒地回答患者的疑问，他的情绪一下子低落了很多，我看了也很难过。之后患者进行了经皮肝穿刺胆管引流（PTCD），正好在这个时候我发明了一个专利产品“便携式储袋器”，我将这个产品送给了他，他很高兴也很珍惜，但是他却一直没有用，他的妻子告诉我，他无法面对自己的病情，身体上莫名多了根管子的他觉得无法出去见人了，一直躲在房间里。我的安慰和劝解虽然他还很愿意听，但是心思比过往更沉重了。他开始交代后事，着手料理自己的一些事情，似乎在为日后做准备。他的女儿看了很伤心，在我面前也哭了好几次。除了安慰，我也不知道该如何帮助她们。

就这样又过去了几个月，当一切该努力的办法都尝试以后，该面对的最终要面对了。我还记得患者临终前对我说的最后一句话很简单，却用尽了他所有的力气——“谢谢”。弥留之际都已经很难分辨出周围的人了，他却用尽了全力勉强挤出了这两个字，也是最真心、最让我感动的两个字。我忍不住落下泪来。最后这位患者还是走了，我为他做了遗体护理，送了他最后一程。这是我和这个患者的故事，他也是至今让我不能忘记的一个朋友。

后来他的妻子把我赠予他的储袋器还给了我，说既然他没有用到就留给有需要的人吧，我欣然接受了。我不知该用什么言语来安慰她，我希望她能很快从悲伤中走出来，过好自己接下来的人生。

我们的工作简单、重复而又繁琐，可就是这样却每天上演不同的剧情，演绎出我们不平凡的护士生涯。我热爱我的工作，在人民的关注下，我愿意一直为这份事业努力下去。

（蒋冰歆）

14 默默付出的“铅衣天使”

那是一个周末的下午，我约了几个好久未见的朋友晚上聚餐，看着时间还早，想着可以陪孩子们在小区里玩一会。突然，急促的手机铃声打破难得的亲子时光。一看来电是介入科医生办公室的号码。又来急诊了！我脑海里立刻闪出这个念头。接完电话，知道来急诊的是一个高龄产妇，产后大出血。时间就是生命，刻不容缓！我立即骑上我的“小电驴”（避免堵车），听着身后孩子们不舍地哭喊，我的心是疼的，可是依旧毫不犹豫地“狠心”消失在孩子们委屈的目光里。“对不起，我的宝贝！另外一个孩子的妈妈生死一线，等着我们去守护救助，那里更需要你们的爸爸！”

快马加鞭赶往医院，打开蓝牙耳机，以便路上也能与值班医生时刻保持联系，确保各个部门高效统一地参与到这场急救战役中。

在还有不到5分钟的路程时，我紧急联系产科病房，通知护送大出血产妇到我们2号介入手术室。

我到达医院后直奔手术室，迅速打开各种仪器设备，DSA机、影像工作站、心电监护仪、超声仪器、吸引吸氧、输液泵等都准备妥当；产后出血介入手术所需的各种器材一一备齐，血管鞘、导丝、导管、微导管、各种栓塞材料等放在第一时间可以拿到的操作台上。一切准备就绪，等待着患者到来。

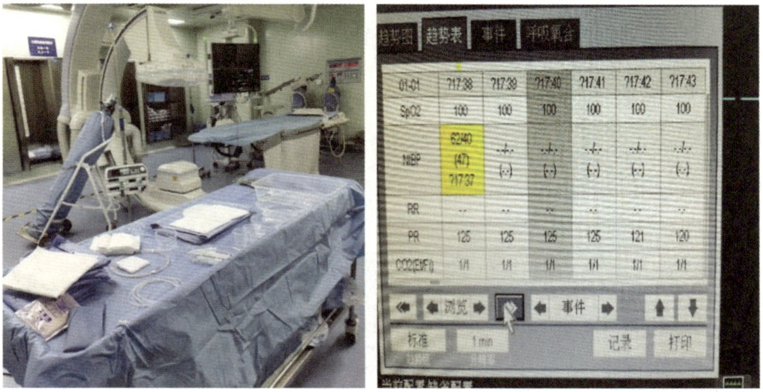

介入手术所需的器材和仪器

急促的脚步声和嘈杂的人声告诉我大出血的产妇来了。我立刻打开机房门，指导所有工作人员相互配合、迅速转移患者到 DSA 手术床上，接通的心电监护仪上显示血压为 62/40 mmHg，我毫不犹豫地迅速穿上铅衣，因为我知道，有一场恶仗在等待着我们。开始消毒、铺巾、穿刺、造影……穿着沉重铅衣的我，站在患者的头侧，有条不紊地给患者加压输血、输液，并不时地倾身询问患者，安慰她、支持她，缓解她因突如其来的变故而产生的紧张、恐惧。冷了，给她添被加温；出汗了，给她轻轻擦拭。她紧紧地抓住我的手，不停地呢喃：“医生，我会死吗？我会死吗？我好怕！我死了，我的孩子怎么办？”看着她无神无助的眼睛，我用力握住她的手，坚定地跟她说：“放心，我在！我们所有人都在全力以赴，和你一起！请相信我们……”紧张、有序的手术在进行着，我身兼数职：配合手术步骤、传递手术所需的各类器材的巡回员，病情变化的观察员，还要作为临时联络员与守候在手术室外的医生沟通，以便及时准备更多的“生命之液”——各类血制品、药物等，确保能够给患者补充足够的血容量，维持生命体征。忙碌紧张中，头脑里只有一个信念：尽我所能，担我所责，不辜负每一个生命重托！

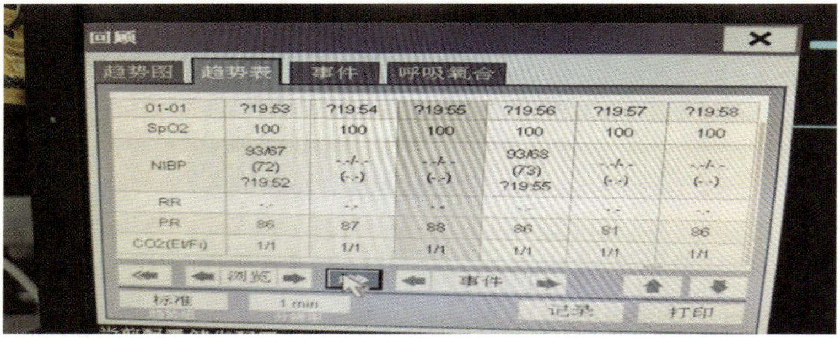

患者恢复后的各项指标

就这样，鲜红的血液一滴一滴不间断输注进患者血管，伴随着监护仪的滴答声、DSA 机的运转声，我们的介入手术医生细致娴熟地操控着导管导丝向着血管深处层层推进，造影。看到出血点了，迅速稳定地输注栓塞剂。时间一分一秒地流逝。终于！流失生命的开关结结实实地关上了。

看着患者苍白如白纸的口唇、脸庞开始有了丝丝血色，湿冷的手掌也慢慢回暖，心电监护仪上的血压越来越趋于正常（93/68 mmHg），心率也从 125 次 / 分稳定到了 84

次／分，我长长地舒了口气。这场与死神赛跑的战斗，我们获胜了。

术后观察稳定后，患者被护送离开手术室安返住院病房，刚才繁忙嘈杂的手术室瞬间安静下来，仿佛一切不曾发生。我脱掉穿了三个多小时的厚重铅衣，一个哆嗦，后背传来了阵阵凉意，原来我已浑身湿透。

看着窗外的夕阳，我感觉到了身体紧绷后的疲惫，错过了和老友的聚会，错过了亲子陪伴，错过了很多很多个悠闲的假期……我知道这一切的错过值得！因为我没有错过一个母亲的生命，让那个初来人世的孩子的成长没有错过母亲的呵护和陪伴，没有错过许许多多这些需要去全力以赴守护和救助的生命！

夜色里，我慢悠悠地骑着“小电驴”走上回家的路，心有所感发个朋友圈，为自己加个油，也为和我一样在默默坚守着的铅衣队友们鼓掌自豪。

鲜花锦旗似乎与我们无缘，因为我们身在大门紧闭的介入手术室，可我们深深明白，每一个鲜活生命的回归、健康与我们紧密相关！

白天黑夜，风里雨里，花开花谢，四季更迭，我们一群默默工作在介入手术室里的铅衣天使们，始终不懈守护着一份健康和平安。

（徐苏敏）